De nez à nez

Histoire du nez

Médecine à travers les siècles

Collection dirigée par le Docteur Xavier Riaud

L'objectif de cette collection est de constituer « une histoire grand public » de la médecine ainsi que de ses acteurs plus ou moins connus, de l'Antiquité à nos jours.
Si elle se veut un hommage à ceux qui ont contribué au progrès de l'humanité, elle ne néglige pas pour autant les zones d'ombre ou les dérives de la science médicale.
C'est en ce sens que – conformément à ce que devrait être l'enseignement de l'histoire –, elle ambitionne une « vision globale » et non partielle ou partiale comme cela est trop souvent le cas.

Dernières parutions

Xavier RIAUD & Philippe BROUSSEAU, *Odontologie médico-légale et serial killers. La dent qui en savait trop*, 2014.
Serge KERNBAUM, *Alastrim. L'homme et la variole*, 2014.
André Julien FABRE, *Les médecins de Venise*, 2014.
Régis-Nessim SACHS, *De médecins juifs du Xe au XVIIe siècle*, 2014.
Roland BRUNNER, *La folie à Rome*, 2014.
Apolline TRIOULAIRE, *Sainte Apolline, sainte patronne des dentistes et de ceux qui ont mal aux dents*, 2014.
Pauline LEDENT, *L'art dentaire en Égypte antique*, 2014.
Frédéric DUBRANA, *L'expérience chirurgicale. De la vivisection... à l'expérimentation*, 2013.
Henri LAMENDIN, *Les de Jussieu, une famille de botanistes aux XVIIIe et XIXe siècles*, 2013.
Jean-Jacques TOMASSO, *La vie et les écrits de Bernard Nicolas Lorinet (1749-1814). Un médecin des lumières dans lé Révolution*, 2013.
Jean-Pierre MARTIN, *L'instrumentation médico-chirurgicale en caoutchouc en France (XVIIIe-XIXe)*, 2013.
Michel A. GERMAIN, *Alexis Carrel, un chirurgien entre ombre et lumière*, 2013.
Henri LAMENDIN, *Antoni van Leeuwenhoek (1632-1723), le microscope médical et les spermatozoïdes*, 2013.
Christian WAROLIN, *Molière et le monde médical au XVIIe siècle*, 2013.
Jean-Louis HEIM, *La longue marche du genre humain : de la bipédie à la parole*, 2013.

Vincent Bouton

De nez à nez

Histoire du nez

L'Harmattan

Du même auteur

Le Rhinosophe, Publibook, 2006.

La statue à sa fenêtre, Amalthée, 2007.

Nos limites sont de cendres, coll. « Les Cahiers de poésie verte », Friches, 2008. Prix Troubadours 2008.

Nez en mains, Publibook, 2008.

Nicodème, le disciple mystérieux, Bénévent, 2009.

Envahis par nous-mêmes, coll. « Poètes des cinq continents », L'Harmattan, 2010.

Aucun de vous n'était absent, Coll. Témoignages poétiques, L'Harmattan, 2011.

Nos arbres, L'Harmattan, 2011.

Nos neiges d'été, Les sentiers du livre, 2012.

Le Saint de paille, Les sentiers du livre, 2012.

Le buste d'Héraclite ou la fin du philosophe, Les sentiers du livre, 2012.

Le chat et le violoncelle, Les sentiers du livre, 2013.

5-7, rue de l'Ecole-Polytechnique, 75005 Paris

http://www.harmattan.fr
diffusion.harmattan@wanadoo.fr

ISBN : 978-2-343-04429-3
EAN : 9782343044293

Préambule

Voltaire, *Zadig ou La Destinée*, 1748, Chap. 2, pp. 5-6.

« Un jour, Azora revint d'une promenade, tout en colère, et faisant de grandes exclamations. « Qu'avez-vous, lui dit-il, ma chère épouse ? Qui vous peut mettre ainsi hors de vous-même ?
— Hélas ! dit-elle, vous seriez indigné comme moi, si vous aviez vu le spectacle dont je viens d'être témoin. J'ai été consolé la jeune veuve Cosrou, qui vient d'élever, depuis deux jours, un tombeau à son jeune époux auprès du ruisseau qui borde cette prairie. Elle a promis aux dieux, dans sa douleur, de demeurer auprès de ce tombeau tant que l'eau de ce ruisseau coulerait auprès.
— Eh bien ! dit Zadig, voilà une femme estimable qui aimait véritablement son mari !
— Ah ! reprit Azora, si vous saviez à quoi elle s'occupait quand je lui ai rendu visite !
— À quoi donc, belle Azora ?
— Elle faisait détourner le ruisseau ». Azora se répandit en des invectives si longues, éclata en reproches si violents contre la jeune veuve, que ce faste de vertu ne plut pas à Zadig. Il avait un ami, nommé Cador, qui était un de ces jeunes gens à qui sa femme trouvait plus de probité et de mérite qu'aux autres. Il le mit dans sa confidence, et s'assura, autant qu'il le pouvait, de sa fidélité par un présent considérable. Azora, ayant passé deux jours chez une de ses amies à la campagne, revint le troisième jour à la maison. Des domestiques en pleurs lui annoncèrent que son mari était mort subitement, la nuit même, qu'on n'avait pas osé lui porter cette funeste nouvelle, et qu'on venait d'ensevelir Zadig dans le tombeau de ses pères, au bout du jardin. Elle pleura, s'arracha les cheveux, et jura de mourir. Le soir, Cador lui demanda la permission de lui parler, et ils pleurèrent tous deux. Le lendemain ils pleurèrent moins, et dînèrent ensemble. Cador lui confia que son ami lui avait laissé la plus grande partie de son bien, et lui fit entendre qu'il mettrait son bonheur à partager sa fortune avec elle. La dame pleura, se fâcha, s'adoucit ; le souper fut plus long que le dîner ; on se parla avec plus de confiance. Azora fit l'éloge du défunt, mais elle avoua qu'il avait des défauts dont Cador était exempt. Au milieu du souper, Cador se plaignit d'un mal de rate violent ; la dame, inquiète et empressée, fit apporter toutes les essences dont elle se parfumait, pour essayer s'il n'y en avait pas quelqu'une qui fût bonne pour le mal de rate ; elle regretta beaucoup que le grand Hermès ne fût pas encore à Babylone ; elle daigna même toucher le côté où Cador sentait de si vives

douleurs. « Etes-vous sujet à cette cruelle maladie ? » lui dit-elle avec compassion.

— Elle me met quelquefois au bord du tombeau, lui répondit Cador, et il n'y a qu'un seul remède qui puisse me soulager : c'est de m'appliquer sur le côté le nez d'un homme qui soit mort la veille.

— Voilà un étrange remède, dit Azora.

— Pas plus étrange, répondit-il, que les sachets du sieur Arnoult contre l'apoplexie. » Cette raison, jointe à l'extrême mérite du jeune homme, détermina enfin la dame. « Après tout, dit-elle, quand mon mari passera du monde d'hier dans le monde du lendemain sur le pont Tchinavar, l'ange Azraël lui accordera-t-il moins le passage parce que son nez sera un peu moins long dans la seconde vie que dans la première ? » Elle prit donc un rasoir ; elle alla au tombeau de son époux, l'arrosa de ses larmes, et s'approcha pour couper le nez à Zadig, qu'elle trouva tout étendu dans la tombe. Zadig se relève en tenant son nez d'une main, et arrêtant le rasoir de l'autre. « Madame, lui dit-il, ne criez plus tant contre la jeune Cosrou ; le projet de me couper le nez vaut bien celui de détourner un ruisseau. » »

Avant-propos

De nez à nez... Cela signifie d'un nez à l'autre ou, plus précisément, du nez d'hier au nez d'aujourd'hui. C'est passer du nez biblique d'hier et des approximations de l'Antiquité au nez scientifique d'aujourd'hui avec ses éventuelles approximations... Telle est la gageure de ce livre. Telle est l'aventure que j'aimerais vous faire partager.

Organe mineur au sein du corpus pathologique, le nez est devenu tardivement une spécialité, la rhinologie, à part entière dans l'histoire de la médecine. Il s'est attaché à l'oreille (otologie) et à la gorge (laryngologie) pour former l'oto-rhino-laryngologie à laquelle était encore liée l'ophtalmologie jusque dans les années 60-70.

Le nez, organe respiratoire et olfactif, fait aujourd'hui l'objet d'une nouvelle théorie qui tente de rapprocher le développement embryonnaire de l'homme et l'évolution des espèces, autrement dit la phylogenèse et l'ontogenèse. Cette théorie nous propose donc une approche phylontogénique de la rhinologie qui met en parallèle évolution et développement : la théorie EVO-DEVO[1]. Il est donc urgent de revisiter l'histoire de notre nez pour bien saisir les enjeux de cette nouvelle approche conceptuelle qui conditionnera, dans l'avenir, la compréhension des pathologies et la mise en place de leurs traitements.

Le nez, qui fut le premier organe honoré par la révolution créationniste biblique, est aujourd'hui le premier organe honoré par la révolution évolutionniste spéculative. Les temps changent !

Les tenants de l'une ou l'autre position vont pouvoir de nouveau ferrailler sur des bases scientifiques nouvelles étant

[1] Cf. Jankowski Roger, *The Evo-Devo origin of the nose, anterior skull base and midface*, Springer, 2013.

donné la réalité de certains arguments comme l'absence de transmission héréditaire des caractères acquis d'une part et le fait que l'ontogenèse ne résume pas la phylogenèse d'autre part. Les débats perdurent !

Quoi qu'il en soit le nez nous pose bien la question fondamentale : *« Qui sommes-nous véritablement ? »*

Nous sommes pour partie, et pour partie seulement, ce que l'histoire dit de nous. Il est donc utile de faire un état des lieux. Que nous dit notre nez ? Que nous dit-il de nous ? A cette question, pas de réponse possible sans aborder en premier l'état historique du nez, c'est-à-dire l'histoire de notre appendice nasal, celle qui nous fera remonter à travers les âges vers le nez primordial, voyage toujours précieux pour mieux comprendre le temps présent. Obligation historique du devoir de mémoire afin de mieux nous comprendre nous-mêmes.

C'est à une démarche historienne ou historico-critique que le nez nous invite avant tout, démarche de l'historicité chère aux historiens, aux historicistes et autres historiographes. Nous y découvrirons les prédécesseurs de nos actuels médecins spécialistes en oto-rhino-laryngologie, leurs premières analyses anatomiques, leurs premiers traitements des affections nasales et l'évolution de leur art dans le temps jusqu'à nos jours, aux fins de savoir si nous avons beaucoup progressé, beaucoup évolué ou si, au contraire, nous avons beaucoup oublié, beaucoup perdu de ce nez de nos origines, notamment pour ce qui concerne notre odorat.

Mais, nous irons aussi à la rencontre des mythes et des légendes qui n'entrent pas dans le champ des prérogatives historicistes, mais plutôt dans celui d'une approche plus anthropologique et cultuelle.

Nous terminerons cet état des lieux du nez par un énoncé des pathologies, non seulement du point de vue du médecin, qui exhibe souvent un étalage fastidieux de connaissances, mais aussi du point de vue des patients souffrant d'affections nasales.

Au final, ce livre ne peut, ni ne veut être complet. Il est un simple ouvrage de vulgarisation et ne s'adresse pas aux spécialistes. Il s'adresse aux médecins généralistes qui trouveront là un savoir condensé leur permettant d'affronter avec plus de pertinence les pathologies nasales. Mais, cet ouvrage s'adresse aussi à tous ceux qui sont amoureux du nez, à tous les professionnels du nez (œnologues et parfumeurs par exemple), à ceux qui sont gênés par leur nez et enfin aux curieux, sans oublier tous ceux qui aiment se promener dans la vie le *nez au vent*…

Une courte histoire du nez

Le nez et sa mémoire

Le livre de Susrata, chirurgien hindou du Ve siècle après Jésus-Christ, raconte comment était réalisée la chirurgie réparatrice du nez. Le plus bel exemple qu'on en ait est la réfection du nez selon un procédé encore utilisé aujourd'hui sous le nom de « méthode indienne ». L'amputation du nez est en effet une peine souvent appliquée à cette époque en Inde, notamment aux prisonniers de guerre. L'opération réparatrice des pauvres victimes est menée avec une grande précision : « *Le modèle préalablement taillé à la demande dans une feuille d'arbre, est appliqué sur le front, le lambeau (de peau) taillé sur son contour est alors retourné et suturé à sa place définitive sur les deux tubes tuteurs calibrant les deux narines. Le pédicule est sectionné trois semaines plus tard*[2]. »
Avons-nous beaucoup progressé ? C'est bien à cette réflexion que je voudrais consacrer cet opuscule, réflexion que j'aimerais faire partager au lecteur, aventurier des temps modernes, qui ose s'engager sur le chemin du savoir, mais n'hésite pas également à remettre en cause son propre savoir.
Interne en chirurgie réparatrice de la face dans les années 70, j'ai appris à réaliser cette technique chirurgicale pour des victimes d'agressions, non pas guerrières, mais routières, animales ou sportives.
Rien de la technique de Susrata n'a donc changé aujourd'hui, hormis son nom: lambeau tubulé frontal. Le délai de section du pédicule n'a pas changé lui non plus. Nous voyons bien que l'histoire du nez transporte avec elle une évolution du langage qui reflète plutôt l'évolution des connaissances scientifiques que les progrès du vrai savoir.

---

[2] Cf. D'Allaines Claude, *Histoire de la chirurgie*, PUF, 1961.

Prenons un exemple : « *La physiologie de la muqueuse nasale lui impose une vascularisation particulièrement riche. L'air inspiré doit se réchauffer et s'humidifier à son contact. Le sang artériel lui apporte en abondance la chaleur et la vapeur d'eau nécessaires* ».
Ce langage est celui de H. Bourgeois, chef du service ORL de l'hôpital Laennec, et date du début du XXe siècle[3]. Aujourd'hui, nous pouvons lire une prose médicale quelque peu différente, sur un plan littéraire s'entend : « *Les cellules épithéliales, elles-mêmes, peuvent initier le traitement du signal antigénique [...] et le mucus nasal représente un système biochimique et cellulaire complexe dont les mailles de glycoprotéines constituent de véritables leurres pour les adhésines bactérienne [...]. Les LT prédominent autour des follicules. 25% d'entre eux ont une expression HLA-DR (+), ce qui est un signe d'activation, comme d'ailleurs l'expression CD4 (T4) et l'existence de récepteurs*[4] *pour IL-2* ». Ne passons-nous pas d'un langage commun de bon sens à un verbiage abscons d'initiés, proche de la poésie hermétique d'un Patrick Coppens dans ses *Poèmes névralgiques*, écrits en 1963?
« *…Sur la faïence*
De l'idée nette
Le maître du logis dissèque
Peut-être l'oiseau de paradis. Dix-sept… »
Le verbiage scientifique peut atteindre des sommets où les spécialistes eux-mêmes se perdent : « *Th1-type cells synthetize IFN-Y and IL-2 upon stimulation via the TCR-CD3 complex. Th2-type cells produce IL-4, IL-5IL-6 and IL-10, an array of cytokines essential for B cell response.* »
Mais ne restons pas coincés dans la sémantique… Cette mémoire « historique » du nez, que nous circonviendrons dans un langage compréhensible de tous, je l'espère, nous ne la confondrons pas avec la mémoire personnelle du nez, celle de

---

[3] Cf. Bourgeois Henri, *Nouveau traité de médecine*, Masson, 1923.

[4] Cf. Wayoff Michel, *Les infections des voies respiratoires*, Abbot France, PIL, 1993.

notre propre nez, mémoire portée par les odeurs, les évènements, la vie.
Si le nez a une histoire, il a aussi, en tant que personnage à part entière, ses légendes qui traversent les siècles et ainsi notre propre existence : de Cléopâtre, dont le nez était si beau, à Cyrano, dont le nez était si laid, sans oublier Pinocchio, dont le nez était le juge, ni le Zadig de Voltaire qui faillit perdre le sien par la frivolité de sa femme, ni enfin le Kovaliov de Gogol qui découvrit un matin la disparition du sien.
Le nez, objet-sujet de l'histoire et de la littérature, est aussi l'objet de raillerie dont la plus aboutie, la plus drôle et la plus absolue est celle du professeur Harald Stümpfe, auteur incontesté d'un nouvel ordre de mammifères : les Rhinogrades. Canular scientifique sans précédent qui évacue les moqueries faciles et les jettent dans la corbeille de l'oubli.
Enfin je n'insisterai pas davantage sur les noms d'oiseaux donnés au nez : pif, blaise, patate, nase et autre tarin. Ils permettent, le cas échéant, comme le disait Coluche, de fumer sous la douche…

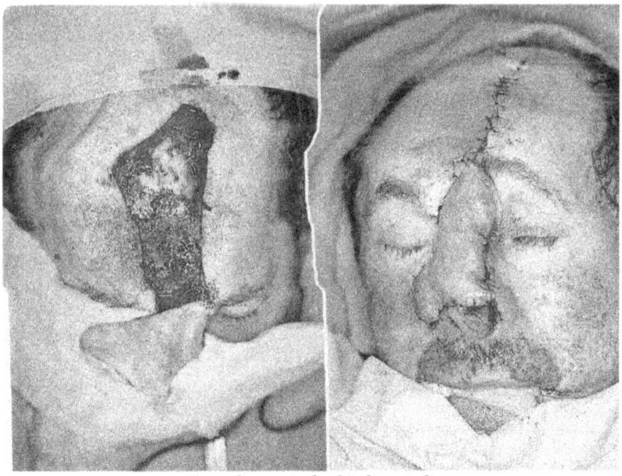

Lambeau tubulé frontal.
(D'après Revol M. et coll., La réparation des pertes de substances du nez chez l'adulte, Masson, Paris, 1994).

Il y a l'histoire du nez, mais il y a aussi des histoires de nez. A nous, médecins spécialistes rhinologistes, de les chercher à travers l'anamnèse, magnifique démarche diagnostique qui nous enseigne tant, démarche d'historiens de l'organe. C'est sur ce tableau aux multiples facettes que nous allons peindre ensemble cette mémoire du nez. Je voudrais d'ailleurs commencer la préparation de cette toile par un petit rappel mythologique, avant d'aborder la grande histoire, riche en enseignements ou plutôt en questionnements.

Mythes et légendes - un fond de toile historique

Un retour en arrière est nécessaire vers la mémoire du nez la plus profondément enfouie, celles des mythes et des légendes. Nous verrons que le nez est bien l'organe le plus proche des origines de l'homme ou, du moins, l'organe auquel l'homme donne la première importance dès qu'il s'agit d'inventer nos origines.
Un retour aux sources. Un retour à la source, dans le passé du nez le plus lointain : « *L'Eternel Dieu forma l'Homme de la poussière de la terre, il souffla dans ses narines un souffle de vie et l'homme devint un être vivant* » (Genèse 2, 7. Bible de Louis Segond). Un retour aux origines de la vie que confirme l'apôtre Paul : « *Le premier homme devint une âme vivante...* » (1 Corinthiens 15, 45). Car, l'homme n'était, aux yeux de l'auteur yahviste de ce chapitre de la Bible, qu'une âme morte, une étoile sans vie. Poussière. Terre. Adam. « Le terreux ». Adama signifie la terre, la glaise en hébreux.

* *Le souffle de vie.*
Ce verset de la Bible nous fait traverser quinze milliards d'années par le nez, les quinze milliards d'années qui nous séparent du Big Bang fondateur où l'homme n'était que poussière d'étoiles selon l'astrophysicien Hubert Reeves. Poussière d'étoiles ou poussière de terre, l'homme de l'astrophysique ou l'homme biblique est toujours un adam. Et le nez devient l'organe de la vie, tout simplement. Le nez, receveur du souffle vital divin, assume sa première fonction physiologique dès les origines. J'en suis navré pour les confrères spécialistes des autres organes vitaux que sont les poumons, le cœur, le foie, le rein (etc.), mais le nez, ce petit appendice mineur, les précède tous en mythologie créationniste. En effet, après cette description originelle du nez, que nous

reste-t-il à dire ? Quel organe peut bien se targuer de posséder une telle importance ? Le nez, premier organe cité par la Bible, honoré dans sa fonction respiratoire, initiateur physiologique du principe de vie, le souffle, sera honoré aussitôt, quelques versets plus tard, dans sa fonction olfactive puisqu'au jardin d'Eden « *se trouve l'or ainsi que le bdellium et la pierre d'onyx* » (Genèse 2, 12). Le bdellium est une résine odoriférante de couleur jaune. Le nez et sa fonction olfactive, flattés au jardin d'Eden, sont mis à l'honneur dès les origines. Mais plus encore, le parfum constitue un lien sacré entre le Seigneur et Moïse, qui apparaît dans le livre de l'Exode (Ex. 30, 34-38). Le Seigneur dit à Moïse : « *Procure-toi des essences parfumées : storax, ambre, galbanum parfumé, encens pur, en parties égales. Tu en feras un parfum mélangé-travail de parfumeur-salé, pur, sacré. Tu en réduiras un morceau en poudre pour en mettre un peu devant la charte dans la tente de la rencontre, là où je te rencontrerai. Pour vous, il sera très saint. Et ce parfum que tu feras, vous n'utiliserez pas sa recette à votre usage : tu le tiendras pour consacré au Seigneur. Celui qui en fera une imitation pour jouir de son odeur sera retranché de sa parenté* ». Il s'agit ici d'un lien sacré entre Yahvé et Moïse, mais aussi d'un lien saint entre le créateur et sa créature. Un lien olfactif créant l'odeur de sainteté. Le nez réalisant ce lien.
Si la création biblique place le nez au rang d'organe saint et sacré, cela reste du domaine du mythe. Il faut alors tourner notre regard non pas vers la création, mais vers l'évolution pour en savoir un peu plus, même si, comme nous le voyons, la mémoire du nez nous propulse dans notre propre mémoire originelle pour entretenir l'éternel dilemme entre création et évolution. Si le nez se trouve au premier rang de nos organes dans la création, l'évolution, quant à elle, nous montre plutôt une « involution » du nez et du sens puissant qu'il porte, dont sont pourvus les mammifères : l'odorat. Notre odorat humain n'est qu'une pâle imitation, ou un pauvre reliquat de celui de notre prédécesseur australopithèque, voire de celui de notre chien.
Choisirons-nous le nez « créé » ou le nez « évolué » ? Le nez de la Création, mythologique et légendaire, véhicule de Vie, ou plutôt le nez de l'Evolution, témoin « involué »? C'est donc l'idée même de l'homme et du sens de sa vie au sein du monde,

qui est soulevée par cette question, l'homme dont le destin se joue par son nez avec ce souffle vital « transnasal » initial auquel nous donnerons du sens, ou pas. C'est selon… Loin de moi l'intention d'insuffler une interprétation ou un sens quelconque à ces propos. Je m'attarde simplement sur l'histoire de l'organe. La question herméneutique du « sens » est bien trop personnelle pour que je puisse oser l'influencer. Au mieux, quelques éléments de réflexion… Un dernier élément nous vient de la Kabbale qui appréhende l'être vivant comme *néfèch*, c'est-à-dire comme « respirant ». Le *rouah*, ou souffle, est aussi « *l'ensemble des émotions, pulsions et autres forces intérieures qui nous poussent en avant et nous font vivre*[5] ».
Ce souffle (*rouah*) est aussi la vibration et l'exercice qui consistent à prononcer la voyelle « i » vers le haut, vers le nez. Il dissipe les migraines, toujours pour le kabbaliste. Mais, dans le principe d'involution que peut offrir l'évolution ne se trouve pas uniquement l'odorat. Sur le plan de l'esthétique, il existe aussi une sorte d'involution. J'entends esthétique au sens de l'image de notre nez, c'est-à-dire, en fait, notre propre image ou l'image que chacun se fait de sa propre image.
Ce nez, qui nous définit, nous identifie, nous montre en quelque sorte, est devenu gênant. Il a donc fallu le diminuer, le réduire et c'est le chirurgien plasticien qui s'en est chargé, sophistiquant à l'extrême ses méthodes, et ses justifications. Depuis trente ans, je n'ai en effet jamais entendu, ni reçu la moindre demande d'augmentation du nez, mais uniquement des demandes de réduction : trop long, trop large, trop gros, trop ceci, trop cela.
A certaines disgrâces évidentes causées par la naissance, la maladie ou l'accident, s'est ajoutée une cohorte de désirs liés au refus de l'image et aux pressions d'une esthétique globalisée soumise aux impératifs d'une mode égalisatrice dont les critères obscurs ont fait le malheur de certains en faisant la fortune d'autres. Un certain Mickael Jackson en fut le modèle à la fois universel et lamentable, quittant les canons de la beauté de sa négritude pour se dépersonnaliser en s'enfouissant dans les critères champions et douteux d'un autre lui-même

---

[5] Cf. Ouaknin Marc-Alain, *Mystères de la Kabbale*, Assouline, 2000, p. 167.

« marketisé » à des fins commerciales. La bande dessinée nous en est également témoin. On est passé, en quelques décennies, du bon gros pif du capitaine Haddock (Hergé, *Les aventures de Tintin*, années cinquante) au nez schématisé par deux points de Laureline, une héroïne futuriste (Mézières et Christin, *Valérian et Laureline*, années quatre-vingt).

Au-delà des faits, il faut comprendre cette involution de l'esthétique nasale vers toujours moins, vers un aspect dissimulant ce qui est aujourd'hui un appendice gênant et laid, quand il s'agissait autrefois du témoin d'un caractère ou des origines des gens. Les nez forts, basques ou gascons, et leur charme disparaîtront un jour au profit d'un nez de magazine, souvent retouché par les manipulateurs d'images, qu'ils soient chirurgiens ou photographes, vers lesquels tendront les rêves et les désirs des midinettes formatées que nous devenons irrésistiblement. C'est donc bien d'une involution qu'il s'agit, vers une perte des différences, vers un schéma uniformisateur de chacun pour ressembler à tout le monde. Globalisation de l'image de l'être ? Sans doute, comme il existe une globalisation de nos biens de consommation, de culture et de pensée. Mimétisme anthropologique comme l'analysait René Girard ? Mais, chez le philosophe français, ce mimétisme est source de violence. Aussi, méfions-nous.

Ainsi, nous observons déjà que nous perdons quelques caractères rhinologiques de différenciation, odorat et esthétique, caractères qui ont à voir avec notre humanité qui semble bien « involuer ». La physiologie comparée montre que l'adaptation à la vie arboricole s'accompagne d'une régression du sens olfactif[6]. Les récepteurs de l'odorat, les exo-turbinaux notamment, chez les macrosmatiques sont remplacés par de l'os spongieux chez les primates devenant des microsmatiques (simiens, hominiens), et les endo-turbinaux (autres organes de l'odorat des carnivores nocturnes macrosmatiques) perdent leur enroulement et diminuent en nombre.

---

[6] Cf. Flottes & al., *La physiologie des sinus*, Librairie Arnette, Paris, 1960.

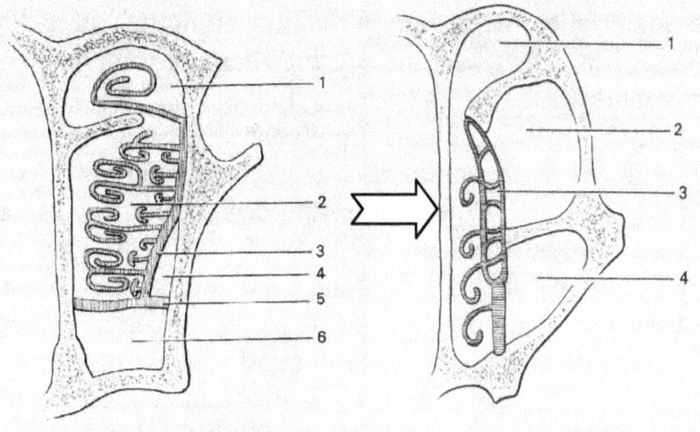

12 exo et endoturbinaux.
(Macrosmatiques, le chien par exemple).

4 exoturbinaux.
(Microsmatiques, le chimpanzé par exemple).

Mais, la théorie des vases communiquants veut que ce qui se perd par involution d'un côté, se regagne par évolution, de l'autre côté.

* *Magie et médecine au chevet du nez du malade.*

Bien vite, l'extase mythique des débuts légendaires se transforme en cauchemar, celui de la maladie. En effet, quelques années après (ou avant ?) la rédaction inspirée de la Genèse, le médecin du roi égyptien, Rai Sahura, prend une palette en bois de sycomore recouverte d'une fine couche de plâtre durci pour y inscrire un mot, avec sa plume de roseau trempée dans le liquide rouge d'un pain d'encre dilué dans un peu d'eau. Il inscrit le mot « polype » en réponse à une question du roi concernant son nez malade. L'appendice royal s'était bouché, bloquant du même coup le souffle de vie cher aux Egyptiens aussi. Rai Sahura s'inquiète en effet de sa propre vie future, celle du séjour des morts, où l'éternité soudain est mise en question à cause du « polype ».
Et à la question que se pose Pierre Corneille, en 1656, au sujet de l'homme, dans sa traduction en vers de l'*Imitation de Jésus-Christ* (Livre II, XII) : « *Quel privilège as-tu, vil amas de poussière ?* ». Nous pourrions répondre : le privilège de la matérialité, c'est-à-dire celui de la maladie et de la mort. Matérialité réductrice de l'âme insufflée, mais matérialité

inévitable de l'amas de poussière qu'est l'homme, car c'est cette matérialité même qui provoque et nourrit notre art de médecin. Mais, peut-être, ne sommes-nous pas uniquement des « soignants » de la matérialité humaine ? En effet, dans l'Antiquité, médecine et chirurgie sont avant tout incantatoires et imprégnées de superstition, et de magie. Du temps d'Homère, en Grèce, on prie les dieux pour arrêter les hémorragies nasales (Homère, *l'Odyssée*, Chant XIX).

Pourtant, les médecins égyptiens n'en traitent pas moins les infections de tous types, y compris nasales, avec de la boue en provenance du Nil. La boue du fleuve-Dieu. La boue magique. Cette boue divine s'est révélée contenir un antibiotique : l'auréomycine. Magie ? Magie que le passage des eaux de source du grand fleuve à travers les mines d'or de la sauvage Nubie ? Magie que le développement mycélien dans les boues fertiles et alluviales du Nil déposées près des hommes par les siècles ? La relation magie-médecine préside aux soins depuis la nuit des temps et perdure encore de nos jours, souillant l'homme dans sa connaissance de lui-même et dans l'acceptation de son état de mortel, mais le libérant du même coup de son angoisse de la mort. L'espérance en vue d'une intervention divine en passait toujours par l'action des médecins considérés comme des intervenants cultuels.

Sous Amenhotep IV (ou Aménophis IV encore appelé Akhénaton, pharaon monothéiste de la XVIIIe dynastie, vers 1379/1362 avant J.-C.), époux de Néphertiti, les médecins sont aussi des prêtres.

Magie-médecine des temps anciens, dualité indivisible en réalité, car portant à la fois les principes de connaissance rationnelle (médecine) et religieuse, voire superstitieuse (magie). De nos jours, la séparation de ce principe double entraîne la magie pure vers l'illusion et le charlatanisme, et la médecine pure, vers la prétention et le mercantilisme. Mais, la séparation est-elle si évidente et si définitive ? La magie d'aujourd'hui, dans notre médecine positiviste, n'existe-t-elle pas toujours sous le vocable de placebo ?

* *Le nez par lequel s'envolent les âmes...*

Quant aux miracles, autre forme d'expression de la magie sur le corps, ils feraient pousser cette approche historique un peu trop loin. Quoi qu'il en soit je n'ai pas retrouvé de miracle judéo-chrétien concernant le nez, ni dans l'Ancien Testament, ni dans le Nouveau Testament par le Christ lui-même, ni dans les Actes des Apôtres par ses disciples, puis par tous les « faiseurs » de miracle que compte l'hagiographie. Ce sont essentiellement les sourds, les aveugles et les paralytiques qui ont pu bénéficier des soins du Fils de l'Homme, probablement en raison de la valeur théologique, et symbolique de la surdité, de la cécité et de la paralysie dont ils sont porteurs, du moins au regard des évangélistes. Et puis, le nez a déjà été si largement « utilisé », si magnifiquement mis en valeur par la Genèse…

Je conclurai cette courte approche des relations antiques entre magie et médecine par une réflexion d'un grand initiateur du bouddhisme Zen, Shunryu Suzuki : « *Le monde est sa propre magie* ». Le Zen n'est-il pas l'envers du nez ? Sa lecture de l'autre côté du miroir ? Si le nez « respirant » est un symbole biblique de vie, le nez bouché est un signe précurseur de mort comme l'a écrit le sage égyptien Ptah-Hotep, dans ses célèbres maximes : « *L'extrême vieillesse se traduit par un perpétuel épuisement, une faiblesse qui ne cesse de se renouveler et une tendance à s'endormir même pendant le jour. La vue baisse, on devient dur d'oreille, la force manque, le coeur se lasse, la bouche ne parle plus, l'ossature fait souffrir, le goût disparaît et le nez se bouche* ». Le nez, toujours le nez, au début et à la fin, du début à la fin. Et au-delà, après la fin, toujours le nez, puisque les embaumeurs royaux des grands temples des bords du Nil retiraient par le nez le cerveau des pharaons morts. « *Le nez, au cartilage meurtri par le passage des crochets destinés à extraire le cerveau, fut entièrement bourré de grains de poivre, cependant que le Prêtre-lecteur, porteur de son papyrus contenant le rituel sacré, ne cessait de réciter des formules de protection* », raconte Christiane Desroches-Noblecourt, au sujet de l'embaumement de Ramsès le Grand[7].

Ainsi, la vie est entrée par le nez et c'est par le nez qu'elle en ressort, sous la forme du cerveau, source opérante de notre être, lors de l'embaumement, c'est-à-dire la cérémonie du départ pour la terre d'éternité sur la « barque solaire », afin d'éviter que le ciel ne soit souillé par quelque « débris » terrestre

[7] Cf. Desroches-Noblecourt Christiane, *Ramsès II*, G. Watelet, p. 20.

apporté par le défunt. Mais, avant la momification, l'âme quitte le corps au moment de la mort et c'est encore par le nez qu'elle s'échappe. « … *Aucun de nous n'a vu comment son âme sous la forme d'un oiseau lui est sortie par le nez pour voler tout droit vers le soleil. De nombreux témoins le certifient*[8]… »

* *Les leçons du mythe.*

Ainsi, à travers les mythes fondateurs de nos civilisations, nous prenons conscience de l'importance du nez, organe-clé, lié à la vie et à la mort. Ce large détour par la mythologie m'a cependant paru nécessaire. Il est en effet utile de situer le nez dans nos traditions les plus anciennes, tant il est vrai que le présent ne se comprend qu'avec la connaissance du passé, même mythologique, pour savoir reconnaître ce que l'inconscient collectif peut encore contenir et véhiculer. « *La grandeur, la noblesse, la beauté de nos traditions, de nos légendes permettent de donner symboliquement un sens à notre vie… Elles nous attachent à une Histoire… Elles nous offrent des modèles de comportements éprouvés par l'Histoire dans lesquels la grandeur d'âme est toujours la vertu suprême* » m'écrivait, il y a quelques années, Eric Weber qui m'en voudra peut-être d'avoir osé le citer.

---

[8] Cf. Valtari Mika, *Sinouhé l'Egyptien*, Folio-Olivier Orban, 1977, p. 116.

L'acquisition des connaissances

D'emblée, le nez est le parent pauvre de l'histoire de la médecine. Il est vrai que le rôle vital de ce petit organe « de passage » est quasi nul. Les plaies et traumatismes de guerre qui ont présidé dans bien des sociétés au développement de la chirurgie, ont eu un retentissement général plutôt infime sur l'individu lorsqu'elles touchent le nez. Ou, au contraire, elles sont mortelles. Les descriptions d'Homère, plus anatomiques que poétiques, sont à ce sujet éloquentes : « *Idomenée frappa de sa lance Erymas dans la bouche, le bronze pénétra jusqu'au cerveau, brisant les os blancs tandis que le sang jaillissait par la bouche et les narines* ». A part la mort, peu de séquelles grevaient ce genre de plaies, peu de conséquences sociales. Peu d'intérêt médical. Peu d'histoire.
Nous allons, dans un premier temps, remonter aux origines, dans l'Antiquité et notamment dans sa période tardive avec Galien, où le nez a été défini en tant que tel, organe anatomique, fonctionnel et pourvoyeur de maladies. On note dans l'extrait cité ci-dessus des poèmes d'Homère que l'ethmoïde ne porte pas encore son nom. Homère l'appelle les « *os blancs* ». Nous sommes au IXe siècle avant J.-C. et l'ethmoïde ne sera baptisé qu'au Ve siècle avant notre ère. Mais, le « hard white roof » des chirurgiens anglo-saxons, « dur toit blanc », est resté un repère anatomique essentiel (et fidèle à Homère) de la base du crâne au niveau de l'ethmoïde postérieur. Il s'agit de la partie la plus profonde de notre nez que nous pouvons retrouver dans les pages consacrées à l'anatomie. C'est l'ethmoïde dans son entier qui est voisin du cerveau.
Nous ne pourrons porter notre regard que vers les époques et les civilisations qui ont su développer l'écriture, preuve tangible des us et coutumes des hommes naissant à l'Histoire et soucieux

de laisser des traces d'eux-mêmes. Ecriture, recherche primaire de l'immortalité.
Puis, nous gagnerons la Renaissance et l'explosion de l'anatomie grâce en particulier à l'école italienne et aux travaux du Flamand Vésale. Enfin, nous aborderons aux rives de notre temps sans nous engager trop avant sur ce territoire que vous connaissez pour y être nés et y avoir été soignés.

- *Honneur au plus lointain pays : la Chine*
La Chine devra subir les échanges avec les Occidentaux pour sortir de sa médecine traditionnelle tournée vers l'acupuncture et le taoïsme : l'une gérant les réseaux d'énergie dans le corps, l'autre tentant d'emmener ce corps vers l'immortalité.
Sous la dynastie Han, Tchang-Tchong-King (152-219) est le premier à saisir l'importance des maladies fébriles parmi lesquelles il identifie la rhinite. Mais, il est déjà bien tard dans notre ère et bien avant les Chinois, d'autres ont déjà donné au nez quelques lettres de noblesse.

- *La Mésopotamie, elle aussi, recherche l'immortalité du corps (Epopée de Gilgamesh)...*
Elle charge les médecins de cette tâche. La médecine doit développer ses caractères magiques et religieux, car, en ces temps antiques (2000 ans avant J.-C.), si les maladies sont dues à l'impureté morale, leurs causes premières sont divines et le médecin doit donc savoir communiquer avec les dieux par empyromancie, licanomancie, oniromancie, astrologie ou hépatoscopie, tous des actes qui ont été les premiers moyens thérapeutiques, avec les incantations, les sacrifices et la magie. Le médecin est également prêtre en Mésopotamie. Pourtant, dans cette ignorance de l'Antiquité, l'empirisme et le pragmatisme sont bien présents puisque les fumigations sont prescrites pour traiter les affections respiratoires. L'on sait alors déjà que le nez véhicule l'air aux poumons. Les incantations religieuses ont peu d'effet sur les épistaxis que les Mésopotamiens savent bien prendre en charge : « ... *Il faut placer le tampon tout au fond pour arrêter nettement l'afflux d'air. C'est ainsi que l'hémorragie cessera* ».

Quelques gestes chirurgicaux font leur apparition, mais ils sont le fait des barbiers, ignorants, incultes et manuels qui ne prendront l'appellation de chirurgiens que fort tard.

- *L'Egypte n'échappe pas au caractère magique et religieux de la médecine.* Dans la haute Antiquité, les prêtres-médecins s'occupent de l'immortalité du corps dont l'embaumement est l'exemple le plus sensible des soins pour l'au-delà auxquels ces médecins participent activement. Mais, il existe des médecins non-prêtres, non religieux, les « sounous », que le papyrus Chester Beatty décrit avec humour, spécialité par spécialité. Si l'entérologue est déjà actif à cette époque et connu sous le doux vocable de « berger de l'anus », le papyrus hélas ne décrit aucun « berger du sinus ». Dans le papyrus Smith (II, 23-25), les 7 orifices de la tête sont décrits avec, pour le nez, une distinction entre la racine, la pointe, les narines, la cloison et les os propres. A côté de l'anatomie qui babille à cette époque en Egypte, la physiologie pousse ses premiers vagissements, car le papyrus Smith (12, 12) confirme les dires du papyrus Ebers : « *C'est par le nez que l'air entre dans les poumons* ».
Galien, lui-même, pense que le nez fait respirer le cerveau et cette notion physiologique perdure jusqu'au XVIIe siècle. L'Egypte nous a apporté la définition du coryza que les médecins traitent soit par des formules magiques, soit par des instillations nasales de vin de palme mélangé à des herbes, soit par des applications sur le nez de plantes mêlées à des dattes écrasées. L'anatomie, la physiologie et la thérapeutique sont nées. « *Pour traiter ces fractures (des os propres du nez), il faut décailloter et disposer des tampons rigides de toile* » (Papyrus de Berlin).
« *Tu iras chercher 7 pierres et tu les chaufferas au feu ; tu en prendras une sur laquelle tu placeras un peu de ces médicaments, tu la recouvriras d'un récipient dont le fond aura été percé et placeras une tige creuse de roseau dans le trou ; tu mettras ta bouche (ou ton nez) sur le roseau afin d'inhaler la vapeur ; tu recommenceras avec chacune des autres pierres* » (Papyrus Ebers).
Notons que le chiffre 7 chargé de symbolisme spirituel se retrouve dans bien des traités antiques et dans bien des livres religieux jusqu'au Nouveau Testament lui-même (voir

notamment l'Apocalypse de Jean). Il était bien difficile aux médecins de l'Antiquité de faire la part des choses, tant la religion était omniprésente avec son cortège de superstitions, la méthodologie scientifique n'étant pas à l'ordre du jour. Cependant, certains soutiennent que l'intrication entre médecine et religion reste dense, même à notre époque, puisque l'homme qui découvre le principe de vie qu'est l'acide désoxyribonucléique en interprète le code comme un message du destin (voir *Le livre de la vie*, Grégory Bénichou, Seuil).
La parole, par le biais des incantations, a une place thérapeutique essentielle pour les Egyptiens, place qu'Hippocrate, à son époque, sur l'île de Cos, ne démentira pas puisqu'il enseignera dans ses principes : « *Tu soigneras par la parole, les végétaux et le couteau* ».
Et Pindare rapporte qu'Asclepios, prédécesseur d'Hippocrate, « *soignait par la parole, les simples et le couteau* », exactement comme les Hindous qui revendiquaient cette leçon de Zoroastre lui-même. La parole est un bel instrument thérapeutique, que certains ont peut-être tendance à négliger de nos jours, notamment les manipulateurs exclusifs « des simples et du couteau ». Mais, la parole que certains ont tendance à hypertrophier de nos jours, notamment les manipulateurs de la psyché, peut être souvent vaine ou dangereuse lorsqu'elle est privée de l'aide « des simples et du couteau ». Un équilibre nous est donc recommandé, entre les différents moyens à mettre en œuvre en vue du soin. Voilà une première réflexion à laquelle nous pousse l'histoire.
Ce court voyage historique dans l'Antiquité nous montre à quel point la façon de traiter était la même, peu importe les civilisations (parole, plantes et scalpel) et à quel point les médecins étaient soucieux du corps inclus dans le processus de l'immortalité : Chinois, Mésopotamiens, Égyptiens et Grecs aussi. Socrate ne tente-t-il pas de convaincre ses propres fidèles de l'immortalité de l'âme, alors qu'il est déjà condamné à mort (*Le Phédon* de Platon) ?
Cela peut nous faire sourire, mais ce mythe de l'immortalité est pourtant encore vivace aujourd'hui. Si le corps de l'humain est reconnu mortel, c'est bien vers le corps de l'humanité que se portent nos soins, corps que nous rêvons de rendre immortel. La

course à la « longévité », n'est-elle pas l'objet de nos recherches ? Leur enjeu suprême ?
Allonger la vie, n'est-ce pas la nouvelle incantation des scientifiques, la maxime magique qu'ils prononcent au chevet de l'humanité. Allonger la vie jusqu'à l'immortalité ? La gentille Jeanne Calment, doyenne des Français et du monde dans un passé encore récent, n'a-t-elle pas été l'orgueil de notre nation et de notre système de santé ? Cette longévité qui nous est promise, eschatologie bien pauvre de notre société positiviste, s'est vue baptisée « durée de vie » et intégrée aux critères qui définissent le niveau de richesse et de développement d'un pays ou d'une nation. Cette longévité moderne rejoint encore « la durée des jours », cadeau de Dieu, de la mythologie biblique dans la liste des patriarches d'Adam à Noé parmi lesquels on découvre de somptueux vieillards : Quenan (815 ans), Mahalalel (895 ans), Enosh (905 ans) et Mestoushelah (969 ans), le célébrissime Mathusalem.
Symbole du rêve éveillé de l'homme désespéré de sa mortalité, le vieux rêve des anciens hante toujours nos nuits. Seconde réflexion sur notre parcours historique.

- L'Inde

Pour l'Inde antique, tout est souffle ou prana : « *Sur le souffle, tout est fondé... Apporte-nous la vie, Ô vent* ». (Atharvaveda XI, 4, 15). Le vent est le souffle produit par l'homme cosmique. Les Upanisads, plus de 1 000 ans avant J.-C., ordonnent et règlent les moyens thérapeutiques qui ne sont autres qu'incantations et pratiques magiques. En Inde aussi, la recherche de l'immortalité du corps est la voie centrale de la médecine qui deviendra l'Ayurveda, médecine traditionnelle hindoue encore pratiquée de nos jours. Ayurveda signifie « savoir sur la longue vie ». La longue vie indienne et la longévité occidentale n'ont-elles pas quelques similitudes ?
Dès le IVe siècle avant Jésus-Christ, la médecine hindoue reconnaît l'état de bonne santé comme résultant de l'équilibre des trois principes que sont le vent, la bile et la pituite. Ce dernier mot doit éveiller en vous quelque intérêt rhinologique... En effet, la muqueuse, qui tapisse les fosses nasales, porte le nom de « pituitaire ». Avec cette énoncé des trois principes, nous sommes plus proches de l'équilibre des humeurs enseigné

par Hippocrate que de l'impureté des âmes accusée de tous les maux en Mésopotamie. Nous observons aussi que le nez (par la pituitaire) joue un rôle premier dans l'état d'équilibre des principes nécessaires à une bonne santé.
On raconte que, dans l'entourage du Bouddha, un médecin célèbre du nom de Jivaka pratiquait des opérations chirurgicales sous anesthésie au chanvre indien. Il n'y avait donc pas en Inde de séparation entre le médecin et le chirurgien, ou le barbier pour d'autres sociétés. Or, l'oto-rhino-laryngologiste est précisément l'exemple parfait de la réunion, en un seul homme, des qualités de médecin et de celles de chirurgien. Un homme pour deux fonctions.

- *L'île de Cos et Hippocrate*

L'Antiquité nous oblige à faire un détour par l'île de Cos où Hippocrate a enseigné l'équilibre des humeurs. Ici, « *les médecins ne sont plus des prêtres* » avait écrit Homère. Leur métier médical est bien défini. Ce sont des « praticiens ». Alchéon de Crotone (Crotone était une école de médecine fondée par les Grecs qui avaient compris, grâce à Homère, qu'il fallait sortir les médecins des temples où ils exerçaient autrefois leur art en étroite relation avec la religion), contemporain d'Hippocrate, définit les fonctions du cerveau où siègent les pensées et les sensations, qui étaient situées auparavant dans le coeur, notamment par Empédocle (485). « *La langue discerne les saveurs. Nous sentons, car le cerveau attire les odeurs au moyen de la respiration* » nous dit Alchéon. Nous tenons là, la première évocation de la fonction olfactive. Et c'est Polybe, le bien nommé à la lettre près, gendre d'Hippocrate, qui, à la même époque, décidément fort riche en progrès des connaissances, nous donne une définition parfaite de la rhinite vasomotrice : « *La pituite sous le signe du froid et de l'humidité, d'abord crue et fluide, s'épaissit sous l'effet de la coction et enfin se refluidifie, se tarit et disparaît des émonctoires* ». La physiopathologie était née. La relation de cause à effet était mise en évidence, grâce à l'observation. Aristote n'allait pas tarder à pointer le bout de son nez. Les théories de Thalès, fondateur de la Physis, c'est-à-dire de la conception objective de l'ordre des choses, sont enfin mises en application. Les phénomènes surnaturels sont balayés. Physis,

c'est l'eau. « *Tout vient de l'eau, tout y revient* » nous dit Thalès, s'opposant ainsi à la palingénésie (théorie du retour à la vie) de Pythagore. Mais, l'eau n'est-elle pas source de vie ? « *Tout vient du feu et tout y retourne* » disait Héraclite, le philosophe obscur, présocratique et visionnaire du « Un », principe unificateur des contraires.
Eau ou feu ? Peu importe, car, malgré cette conception nouvelle et moderne, certains traitements restent cependant étranges et les démons demeurent pour beaucoup, en Assyrie par exemple, responsables de nos maux. Pour les chasser, on administrait aux malades des produits nauséabonds comme l'urine, la graisse rance ou les excréments d'animaux. Pauvre nez, pauvre estomac ! Pour quels résultats ? Et les démons de fuir le corps malade devant la pestilence !
Plus sérieusement, il faudra attendre la venue de Galien au IIe siècle de notre ère pour voir l'anatomie se développer et, avec elle, l'ensemble des connaissances médicales, connaissances qui feront loi pendant plus d'un millénaire et que la Renaissance étouffera de ses propres découvertes. Etouffera ou étoffera… « *Galien décrit au nez une partie extérieure et deux cavités intérieures séparées par le septum. Il les fait communiquer avec le cerveau. Il décrit le vomer et le cartilage quadrangulaire, et reconnaît que les deux os du squelette externe sont réunis par une suture prolongée par des cartilages. Il décrit la lame criblée de l'ethmoïde qui forme le toit de la cavité nasale. Il identifie la muqueuse nasale à celle de la bouche et de la gorge en soulignant qu'elle est plus fine et plus résistante. Il la considère comme un prolongement de la dure-mère*[9]. »
Mais, Galien ne fait que reprendre une description ancienne datant du Ve siècle : l'*Onomasticon* de Julius Pollux dans lequel on peut lire dans sa version latine : « *De partibus nasi. Ipsius vero nasi pars, quae sub superfiliis est, ethmus (etmos = ήθμόζ), per quem spiritus dirigitur. Medium autem, cartilago…* » Mais, Galien, comme tout génie, va plus avant, plus loin en décrivant trois fonctions nasales :
- fonction respiratoire : passage de l'air, réchauffement et filtration ;

[9] Cf. Pialoux Paul, *Dictionnaire de l'Académie nationale de médecine*, De Santé, 1997.

- excrétions des mucosités du cerveau ;
- ventilation du cerveau et passage des odeurs.

L'anosmie pour Galien est due à une obstruction des trous de l'ethmoïde. Mais, l'erreur étant humaine, il considère la « pathologie » nasale, ou catarrhe, comme une production exagérée d'excrétions venues du cerveau. Or, ce fameux « rhume de cerveau » est toujours vivace comme le canard de Robert Lamoureux et il ne se passe pas une semaine d'hiver sans que nous n'entendions, au moins une fois par jour, ce terme de rhume de cerveau dans la bouche de nos patients. Cette erreur aura vécu plus d'un millénaire, car ce n'est qu'au XVIIe siècle que Conrad-Victor Schneider découvre les glandes muqueuses, sources des sécrétions émises au cours des catarrhes. Ce Schneider (1614-1680) découvre également que les trous de la lame criblée ethmoïdale sont traversés par des nerfs et il décrit bandelette, et bulbe olfactifs pour la première fois. Quinze siècles de méprise physiologique sur le nez ! Schneider est au nez ce que Copernic ou Giordano Bruno ont été à l'astronomie.

L'histoire du savoir

Il nous faut rendre témoignage des travaux et observations de certains prédécesseurs de Schneider.

* *Paul d'Egine*, né en 625 sur l'île du même nom, d'origine byzantine et dernier de la liste des médecins grecs classiques avant que la science ne tombe dans la barbarie, accoucheur de son état et plutôt célèbre pour ses travaux sur les aliments, reconnaît et décrit avec exactitude les polypes du nez au VIIe siècle. Les Arabes, en cette période prémédiévale, en pratiquent l'ablation « *au scalpel, à la spatule, au nœud ou au cautère appliqué localement et... sur le front* ».
* Le *Moyen Âge* est comblé par la renommée d'un chirurgien français, Guy de Chauliac, qui naît en 1298, dans le Gévaudan. Après des études médicales faites à Toulouse, il est nommé maître en médecine en 1325, à Montpellier, où il crée la corporation des chirurgiens qui quittent celle des barbiers. Il est ainsi considéré comme un des pères des chirurgiens. Anatomiste de renom, il instaure la dissection pour permettre l'apprentissage de ses élèves. Il traite, par incision, après les avoir expérimentés sur lui-même, les bubons pesteux qu'il a contractés en se dévouant auprès des malades atteints de la peste en Avignon. Il commet un ouvrage surnommé le *Guilon* (d'après son prénom) dans lequel il décrit ses techniques chirurgicales où on peut lire la façon dont il améliore notamment la technique de polypectomie nasale des Arabes. Devenu médecin de la papauté d'Avignon (Clément VI, Innocent VI, Benoît XII et Urbain V), il recevra le titre de chanoine avant de mourir en 1368, sur la route entre Avignon et Lyon.

* La *Renaissance*, période-clé qui fait suite au Moyen Âge, mérite bien sa majuscule.
- Mondino de Luci décrit les fosses nasales et leur fonctionnement ;
- Ambroise Paré (1510-1590), en 1562, décrit les différentes façons « *d'extirper le pourpre* » ou les polypes qui « *s'implantent à l'ethmoïde ou os criblé* ». Paré demeure fidèle à Galien : « *Il reste à parler du nez que les Grecs appellent rhis à cause que par lui coulent et fluent les excréments des ventricules antérieurs du cerveau* ». Après Guy de Chauliac, chirurgien des papes d'Avignon, Paré sera le chirurgien des rois dont Henri II (1559), au chevet duquel il est convoqué à la suite du fameux coup de lance reçu lors d'un tournoi, qui cause sa perte, François II (1559), Charles IX (1562) dont il sera l'intime et enfin Henri III (1575) qui le conserve à son service malgré son âge avancé qui ne l'empêche pas de se remarier vers 64 ans et de faire six enfants à sa nouvelle épouse. Nommé chirurgien sans avoir passé les épreuves de latin pourtant obligatoires, huguenot protégé par la famille de Guise dont il est le médecin pendant les guerres de religion, Ambroise Paré apprend son métier sur les champs de batailles et offre quelques belles nouveautés à la chirurgie dont la ligature artérielle n'est pas la moindre.

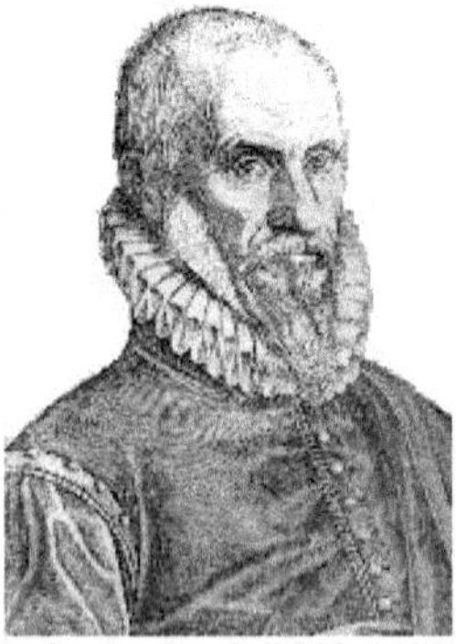

Ambroise Paré (1510-1590).

- Benrengario Da Carpi de l'école de Bologne décrit le sinus sphénoïdal et le sinus frontal, grâce à une riche expérience acquise sur les traumas du crâne. Après les chirurgiens des papes et des rois, voici celui des artistes et des personnalités de l'époque, c'est-à-dire des XVe et XVIe siècles dont le plus connu, après Cellini, est incontestablement Laurenzo Dei Medici, le célèbre « Il magnifico ». Comme Guy de Chauliac avec la peste, Da Carpi s'est voué au traitement de la syphilis ou « mal français ». Grâce à lui, nous apprenons aujourd'hui l'anatomie des sinus selon l'anatomie qu'il a appris lui-même de son père, autre chirurgien, qu'il a suivi partout pendant son enfance.

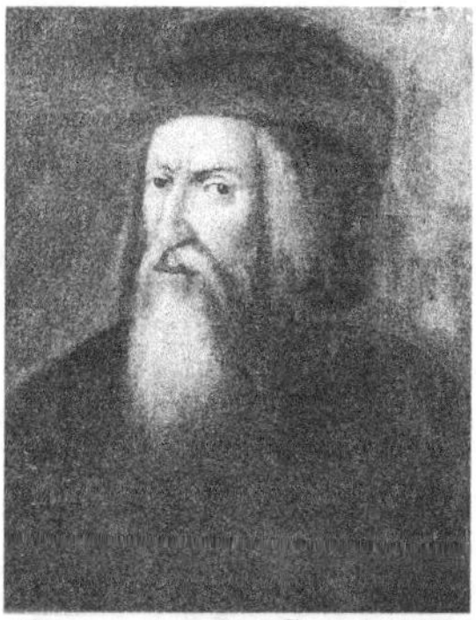

Jacopo Berengario Da Carpi.(1470-1530).

- Leonardo Da Vinci, qui était un touche-à-tout de génie, s'intéresse aussi à l'anatomie humaine. Pour ce qui concerne notre nez, Da Vinci est très prolifique. Il décrit les voies lacrymales « *où passent les larmes qui montent du coeur vers les yeux* », jolie description qui outrepasse la simple observation et contient une « impression », ou une conviction qui n'a rien à voir avec la neutralité supposée du scientifique. Nous ne saurons que beaucoup plus tard la vraie physiologie de l'appareil lacrymal, mais pour cela la neurologie doit naître et montrer l'innervation de l'appareil lacrymal par le nerf trijumeau, stimulé par le cerveau lors des émotions.

Vinci décrit également le sinus maxillaire et sa cavité (l'antre) que Highmore fait entrer dans la postérité, grâce à la publication, en 1651, du premier *Traité anglais d'anatomie*. Highmore y démontre les relations entre l'antre maxillaire et les dents. Mais, puisque nous sommes en Angleterre, Vinci a laissé quelques feuillets étonnants exposés à la librairie royale de Windsor dans lesquels il représente une vue latérale du crâne. Deux orifices de drainage du sinus maxillaire y sont dessinés par le maître, correspondant l'un à l'ostium naturel et l'autre, à l'orifice accessoire qu'un certain Giraldes baptisera de son propre nom.

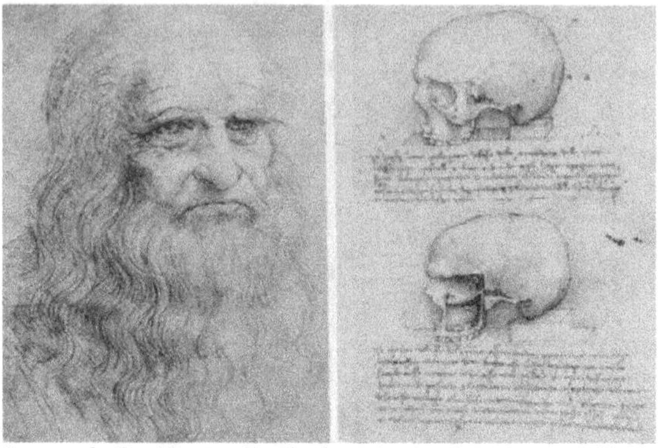

Leonardo Da Vinci : Etude du crâne et du sinus maxillaire.
(Terrier G., *Rhino sinusal Endoscopy. Diagnosis and Surgery,* Zambon. 1991, p. 161).

- Highmore, Nathaniel de son prénom, naît en 1613, dans le Hampton, en Angleterre. Certes, il n'est pas le contemporain direct de Vinci, mais le sinus maxillaire sur lequel il a travaillé place ce chercheur inlassable en voisin dans notre propos. Highmore est intéressant à plus d'un titre et le nez que nous racontons dans ce livre nous permet une petite digression sur cet homme. Après des études à Oxford et son doctorat de médecine en poche, Highmore s'installe à Sherbone comme praticien généraliste. Il dispense ses soins nuit et jour, à ses patients, et occupe des fonctions actives dans sa commune comme dans sa paroisse. Il réussit pourtant à conserver quelques heures de liberté pour parfaire ses recherches en anatomie qu'il a commencées pendant ses études avec quelques amis-condisciples dont le célèbre William Harvey. Il publie un premier travail sur l'embryologie (*The history of generations*) en même temps que Harvey lui-même. Son *Corporis humani disquisitio anatomica* (1651) révèle, pour la première fois, la théorie de Harvey sur la circulation sanguine, théorie que Harvey lui-même n'a pas voulu, ou pas osé, - car probablement pressentie comme révolutionnaire par son auteur lui-même - publier. Highmore meurt dans sa petite ville du Dorset en 1685, sans héritier. Malgré tout, les médecins du monde entier

reconnaissent, dans ses ouvrages, la marque d'un maître de l'anatomie.
Mais, revenons au siècle précédent.
L'épidémie de syphilis qui sévit à cette période donne lieu à des descriptions cliniques multiples dans lesquelles le nez n'est pas absent (Benedictus en 1495 ; Menardus en 1505 ou Ambroise Paré en 1573). « *Les malades demeurent, après être curés, hideux à regarder, ayant les yeux éraillés, autres perdant l'ouïe, autres le nez* ».
Berengario Da Carpi a été l'un des premiers à préconiser le mercure dans le traitement de cette maladie. Dans le *Nouveau traité de médecine* de 1923, H. Bourgeois accorde 10 pages aux manifestations nasales de la syphilis (chancre extra-nasal, chancre endo-nasal, gommes de toutes sortes, coryza syphilitique) et 6 pages à la tuberculose (tuberculose ulcéro-caséeuse, lupus, tuberculome), maladies qui ont définitivement déserté nos traités actuels.
Revenons à la Renaissance avec Vésale, le Flamand. Vésale sait que la dissection est une des clés de la compréhension du corps humain, ce que l'école de Bologne (Valsalva, Da Carpi) a également compris. Dans cette école bolognaise, les écorchés anatomiques cadavériques, qui ne peuvent être conservés pour des raisons évidentes, sont copiés sous forme de sculptures de bois tendre conçues par des artisans sculpteurs qui représentent les détails les plus infimes du travail des prosecteurs, permettant ainsi aux élèves d'apprendre leurs leçons d'anatomie sans avoir recours aux cadavres et à leurs miasmes de décomposition. Si vous visitez la salle de dissection de l'école de Bologne, vous pourrez admirer ces écorchés anatomiques sculptés en bois qui servent de piliers à la mezzanine de la salle principale de dissection où s'attroupent aujourd'hui les étudiants lors des séances d'enseignement anatomique.
Vésale, donc, émet des doutes sur la relation nez-cerveau établie au IIe siècle par Galien. Vésale, toujours, ose remettre en cause ses affirmations. Né le 31 décembre 1514, à Bruxelles, et fils de l'apothicaire de Charles Quint, qui prend la succession de l'empereur Maximilien à la tête du Saint-Empire romain germanique et excommunie l'hérétique Luther en mai 1521, André Vésale fait ses études de médecine après beaucoup d'hésitations et c'est l'amour de l'anatomie qui l'amène à cette

profession, laquelle le conduit à la cour de Charles Quint, puis à celle d'Espagne où Philippe II en fait son protégé. De Bologne à Padoue, il découvre, au cours de ses dissections, que Galien s'est trompé sur de multiples sujets comme l'anatomie du coeur et, bien sûr, celle des sinus dont il décrit le sphénoïde de façon quasi-définitive. Galien a en fait pratiqué des dissections sur des singes, car, dans la Rome antique, la dissection des corps humains est interdite. Vésale, en essayant de remettre les pendules à l'heure grâce à ses dissections fraîches sur des condamnés récemment exécutés, se heurte, bien évidemment, à un mur d'oppositions. Il trouve sur son chemin des résistances de la part d'inconnus qui mettent en Galien plus de foi que de raison, comme ce Sansovino qui, en 1550, appelle le nez, notre nez, « *Il cloaca del cerebro ! (Le cloaque du cerveau !)* »

- L'Italie investit les sinus, nos sinus, et Giovanni Ingrassia, élève de Vésale, s'illustre en décrivant les cellules antérieures de l'ethmoïde, « *cavités qui ne contiennent que de l'air* ».

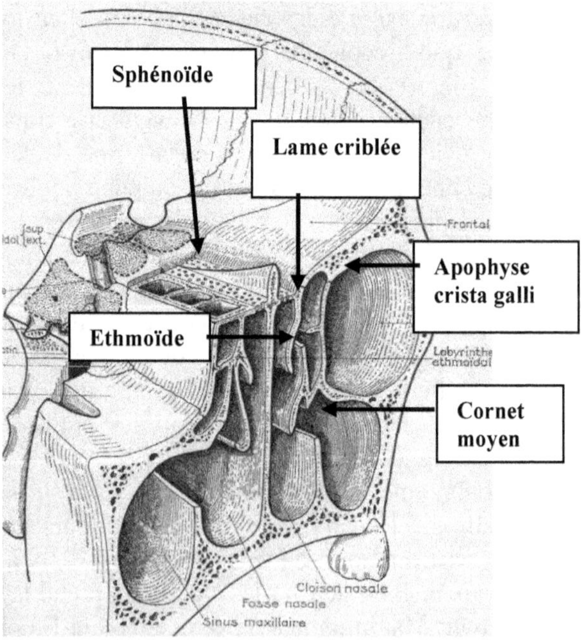

Labyrinthe ethmoïdal.
(D'après Legent, Vandenbrouck & Perlemuter, Masson, 1975).

Giulio Casserio de Padoue unit, dans un seul os, lame criblée, lame perpendiculaire et apophyse crista galli. Il décrit les cornets et démontre qu'ils n'ont pas une structure cartilagineuse, mais osseuse. Cet ethmoïde si complexe anatomiquement sort enfin de la description sommaire qui l'a fait naître au Ve siècle avant J.-C.

* Le *XVIIIe siècle* voit fleurir les traitements, évolutions pratiques de la mise en application des données fondamentales nouvelles des siècles précédents comme la compression des varices septales saignantes par Valsalva, qui préconise les douches et les lavages pour traiter la maladie d'Ozène, ou maladie croûteuse des fosses nasales, décrite par Galien. Valsalva, né en 1666, meurt en 1723, à Bologne, d'une dyslalie (maladie décrite par lui-même) qui lui retire le sens de l'odorat. Contemporain de Newton, Bach et Molière, cet homme affable, élève de Morgagni, l'inventeur de l'anatomie microscopique, baptise la trompe d'Eustache, laissant sa marque dans l'anatomie et la physiologie de l'oreille. La manœuvre d'équipression de l'oreille moyenne qui porte son nom est aujourd'hui connue de tous les adeptes de la plongée sous-marine.

- Saliceto met au point un système à nœud coulant permettant l'ablation des polypes qui obstruent les fosses nasales. Perfectionné au XIXe siècle par Levret et Dessault, ce nœud à polypes devient le serre-nœud de Lermoyez qui a toujours sa place actuellement dans notre arsenal contemporain.

* Le *XIXe siècle* est celui de l'identification des tumeurs nasales : le cylindrome en 1855 par Berger et les tumeurs de la placode olfactive. C'est l'Autriche qui s'illustre grâce au Viennois Zuckerkandl qui publie son ouvrage *Anatomie normale et pathologique des fosses nasales et des cavités pneumatiques*. Cet ouvrage est encore d'actualité. L'ethmoïde sera le grand bénéficiaire de ce siècle.

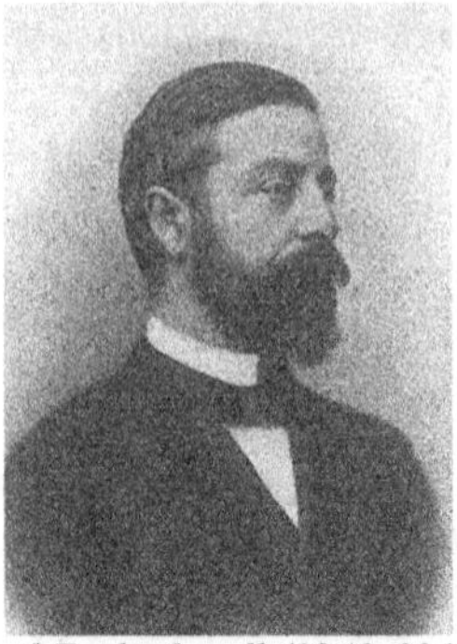

Emil Zuckerkandl (1849-1910).

Emil Zuckerkandl est d'origine hongroise. Il naît en 1849, à Gÿor, mais meurt relativement jeune en 1910, à Vienne, après avoir été un anatomiste précis et encore cité de nos jours. Médecin en 1874, à l'âge de 25 ans, il épouse Berth Szeps, fille de Moritz Szeps, éditeur viennois d'un journal juif libéral. Berth tient, à Vienne, un salon artistique où défile tout ce que la capitale autrichienne recèle de talents : Klimt, Mahler, Schnitzler pour ne citer qu'eux. Nommé à Graz en 1882, Emil Zuckerkandl publie son *Anatomie des cavités sinusiennes* (*Normale und Pathologische Anatomie der Nasenhöhle und ihrer Pneumatischen Anhänge*) en 1892. Il y décrit notre ethmoïde et précise son complexe antérieur qui comporte la bulla ethmoïdalis, le processus uncinatus, le hiatus semilunaris. Mais, le Viennois a la tâche grandement facilitée par le baron Alexis Boyer (1757-1833), chirurgien de Napoléon, qui publie, en 1815, un *Traité complet d'anatomie ou description de toutes les parties du corps humain* en 4 volumes, traité dans lequel il écrit au sujet de l'ethmoïde : « *A la partie antérieure de cet enfoncement, on remarque une espèce de gouttière qui monte de derrière en devant dans les cellules antérieures de l'os ; la cellule dans laquelle cette gouttière aboutit, est large supérieurement et étroite inférieurement, ce qui lui fait donner le nom d'infundibulum ; elle s'abouche avec l'ouverture du sinus frontal* ».

Le Berlinois Paul Heymann (1849-1931), contemporain de Zuckerkandl, préfère limiter le terme d'infundibulum frontal à la partie la plus antéro-supérieure du méat moyen, ressemblant à une poche tournée vers le haut. Zuckerkandl soutient, quant à lui, la conception de Boyer qui a été redéfinie récemment par le Suisse G. Terrier comme étant en fait la cellule unciformienne terminale, siégeant à l'apex du système unciformien des cellules ethmoïdales antérieures prébullaires.

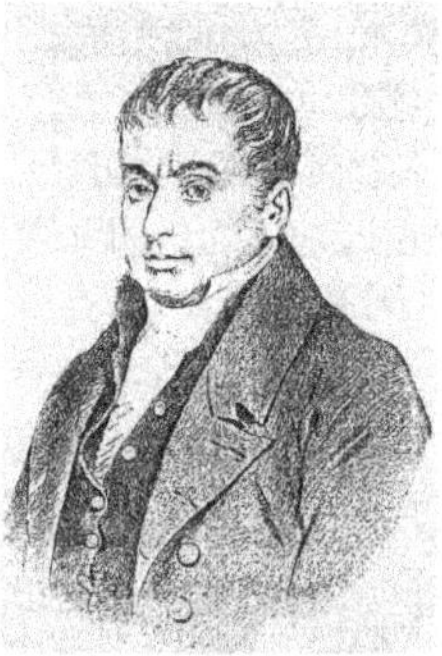

Baron Alexis Boyer (1757-1833).

Aujourd'hui, le débat n'est pas clos et les chirurgiens de cette zone sinusienne ont encore bien du mal à se mettre d'accord sur les techniques opératoires du fait de divergences anatomiques.
Le Suisse Hermann Meyer (1815-1892), un des rares personnages de cette galerie de portraits qui ne soit pas médecin, mais paléontologue, spécialiste des amphibiens et des reptiles, trouve une cellule ethmoïdale située à l'extrémité antérieure du cornet moyen qu'il appelle « *Nasendamm* », c'est-à-dire « *le rempart du nez* » ou agger nasi.
Cette cellule de l'agger nasi, que certains continuent d'utiliser dans leur description anatomique, a été rebaptisée par G. Terrier en cellule unciformienne antérieure. Elle reste pour certains le point d'appui de tout abord chirurgical de l'ethmoïde antérieur (Messerklinger). Nous sommes bien dans le *labyrinthe* ethmoïdal qui n'a pas fini d'alimenter controverses et discussions. Parmi ces bretteurs, il nous faut citer l'Américain Killian (1860-1921) qui parle de « *frontal recess* » pour décrire la plus haute et plus antérieure « fissure » du méat moyen. Sans oublier Jules Mouret (1865-1928), le Montpelliérain, qui a découvert que les groupes cellulaires ethmoïdaux sont séparés par des lamelles osseuses divisant le massif ethmoïdal, lamelles qu'il baptise « racines cloisonnantes » dans son ouvrage *Schéma des masses latérales de l'ethmoïde* paru en 1922, terme

encore usité de nos jours. Le labyrinthe ethmoïdal de Mouret est celui que j'ai appris dans le *Traité d'anatomie ORL* écrit par F. Legent, L. Perlemuter et Cl. Vandenbrouck, Masson, 1968.
Aujourd'hui encore, l'anatomie de l'ethmoïde n'a pas livré tous ses secrets et les approches sont différentes selon que l'on considère la cellularité, la structure osseuse divisante ou les voies de drainage de l'ethmoïde.
Au début de ce XIXe siècle, tandis que les anatomistes européens aiguisent leurs couteaux, Deschamps, en 1804, publie un *Traité des maladies des fosses nasales et de leurs sinus : inflammations, saignements, blessures, oedèmes et abcès*, premier condensé systématique des affections de l'organe.

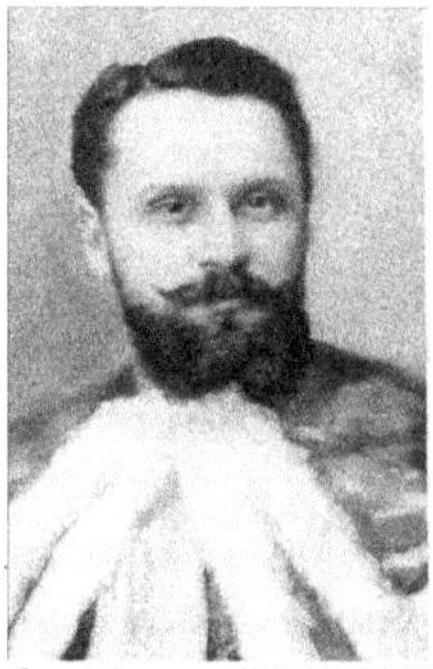

Jules Mouret (1865-1928).

Dans la plus grande discrétion, ce Français donne ses lettres de noblesse à la rhinologie. Notre spécialité est née. La chirurgie emboîte alors le pas. Hippolyte Cloquet, en 1821, recommande l'ouverture du sinus maxillaire « *pour l'écoulement du pus dans la sinusite* ». Killian décrit la septoplastie sous-muqueuse et la chirurgie radicale du sinus frontal. Mikulicz rapporte le premier geste intra-nasal « *d'une ouverture de la cavité antrale à travers le méat moyen* » en 1886.
* Le *XXe siècle* par les Drs Vincent Bouton & Xavier Riaud.
Caldwell et Luc se disputent la paternité de l'abord endo-buccal du maxillaire et Claoué publie, au début du XXe siècle, son expérience de l'antrostomie par voie intra-nasale après dix ans de pratique. En Amérique, Lothrop réalise une large anstrostomie dans le méat inférieur pour résoudre les

phénomènes suppuratifs. Nous sommes en 1897. Et déjà, la polémique alimente les discussions entre rhinologistes : « *Faut-il ouvrir le maxillaire par le bas ou par le haut ?* » Les ouvertures basses se referment selon Lothrop et Onodi (1902), et Gerber (1905). Ils préfèrent ouvrir le maxillaire par le haut. Cependant, Mc Bride soutient la voie inférieure, prétextant que la voie haute détruit l'unité fonctionnelle du sinus et que la voie inférieure « *is more correct on surgical principles* » (1900). Il est soutenu en cela par Halle en 1906. Certains tentent de mettre tout ce beau monde d'accord en proposant la double méatotomie (Mc Kenzie, 1921), voire l'ablation complète de la paroi inter-sinuso-nasale (Sluder, 1927).

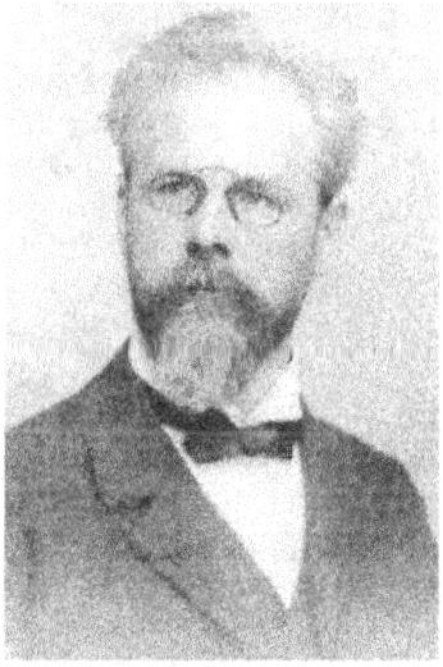

Gustav Killian (1860-1921).

L'ethmoïde est également abordé chirurgicalement par voie externe au cours de ce XIXe siècle, mais la première voie intra-nasale avec unciformectomie (resection of the uncinate process) est le fait de Killian en 1900, année qui voit la naissance de la radiologie à visée diagnostique. Et, très vite, le chirurgien américain Mosher (1912) entreprend l'ethmoïdectomie intra-nasale pour traiter les sinusites chroniques que les voies de Lima ou de Rouge-Denker permettaient d'aborder en technique extra-nasale.

Sans oublier les Morestin, Dufourmentel, Gillies, Kazanjian et autres chirurgiens de la Grande Guerre qui ont permis un essor considérable de toutes les techniques chirurgicales de reconstructions de la face, au vu des délabrements monumentaux causés par les éclats d'obus et autres armes

utilisées pendant ce conflit. Ils ont, par leurs innovations respectives, révolutionné la chirurgie crânio-faciale. Directement appliquées *in situ*, sur le front des combats, leurs méthodes portent encore, de nos jours, leurs noms.
La chirurgie intra-nasale voit alors proliférer différentes techniques, grâce à l'apport de la lumière froide dans les années cinquante, puis de l'endoscopie à lentilles biconcaves (Hopkins) dans les années soixante.

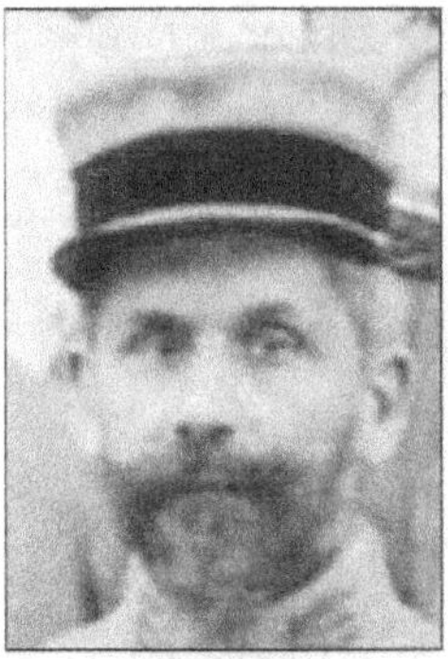

Pr Hippolyte Morestin (1869-1919).

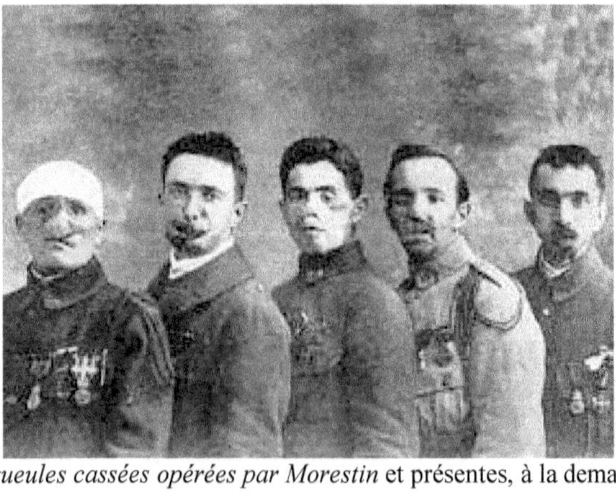

Cinq gueules cassées opérées par Morestin et présentes, à la demande de Georges Clemenceau, lors de la signature du Traité de Versailles en 1919. De gauche à droite : Eugène Hébert, Henri Agogué, Pierre Richard, Albert Jugon, André Cavalier.

* *Spécialités connexes.* Je me dois d'aborder l'histoire de la médecine qui a permis parallèlement de comprendre ce que l'on voit dans nos microscopes de laboratoires, grâce au

développement de la bactériologie, mais aussi à l'histoire de la radiologie et des formes d'applications de cette imagerie qui aboutit, via la tomodensitométrie, à l'IRM en 1976, imagerie qui, couplée à l'endoscopie, réalise la plus forte secousse que notre spécialité ait connu depuis Zuckerkandl.
L'immunologie fait son apparition en 1902 et la muqueuse nasale se dévoile aux histologistes, spécialistes de l'étude des différents tissus de notre organisme. L'acétylcholine et l'ergotamine sont découvertes en 1918. Suivent, deux décennies plus tard, l'histamine et l'histidine, l'une dérivant de l'autre. Ce sont les rhinites (les rhumes) qui livrent enfin leurs secrets. La cortisone est découverte en 1935 et ses applications thérapeutiques voient le jour en 1949. La découverte de l'histamine dans les sécrétions nasales, puis des drogues antihistaminiques, la corticothérapie et ses effets locaux sur les muqueuses nasales, et plus particulièrement dans les allergies, sont essentielles.

* *Réflexions historiennes.*
En conclusion, nous observons que dans l'histoire, plusieurs périodes s'affichent comme capitales en matière de progrès des connaissances.
Les débuts de l'Antiquité, où l'homme perçoit le sens du soin du corps lié à l'immortalité, soin qu'il entoure de règles religieuses, à défaut d'autre chose. Les traitements cherchent à sauver l'âme.
La fin de l'Antiquité, ensuite, signe la séparation de la médecine et de la religion. La médecine occidentale s'engage dans la voie organique, limitant la vie de notre corps à la période située entre une naissance et une mort. Les traitements cherchent à sauver la vie.
La Renaissance, plus tard, engage la médecine dans le fait scientifique de l'observation pure et du raisonnement hypothético-déductif des causes, et des effets. L'organe s'extirpe de la masse corporelle. Les traitements cherchent à sauver l'organe.
Le XIXe siècle fait exploser la rhinologie par l'introduction de la chirurgie des maladies et non plus des seules tumeurs, ou blessures. Les traitements cherchent à sauver la fonction de l'organe.

Le XXe siècle, par ses progrès en physique fondamentale (optique, radiations), en biologie (vaccinations, immunothérapie) et en mathématiques, fait disparaître le carcan de la dimension corporelle pour faire entrer les médecins dans l'ordre de l'infiniment petit, gagnant vers le cœur de la cellule ce qu'ils perdaient vers le cœur de l'âme. Les traitements cherchent à prévenir.

Les grandes découvertes anatomiques et physiologiques sont mariées à d'autres découvertes scientifiques cruciales, en physique et en mathématiques notamment, ainsi qu'à de grands courants de la pensée humaine (philosophie grecque, début du christianisme, siècle des lumières et modernité par exemple). Ces courants de pensée précèdent-ils les découvertes en permettant aux médecins de s'enhardir ou, au contraire, ces courants de pensée suivent-ils les hardiesses des médecins et des chercheurs ? Il apparaît, à y regarder de près, que la réflexion philosophique fait suite à l'action scientifique, qu'il s'agisse de Descartes qui écrit son *Discours de la Méthode* à la suite de ses propres découvertes mathématiques et des influences générées par les travaux de Galilée ; qu'il s'agisse de Kant qui réagit face à l'empiriste anglais Hume lui-même influencé par les découvertes de Newton ; qu'il s'agisse des philosophies de la déconstruction du sujet liées aux découvertes sur l'atome, ou, plus près de nous, des phénoménologistes.

Au final, il semble bien que la pensée philosophique suive l'action scientifique laquelle n'a pour but que la connaissance, sans éthique préalable, sans notion de bien ou de mal, sans analyse préparatoire. La science « se fait avant de se penser ». « *Elle agit dans l'urgence* » disait Paul Ricoeur. On note cependant aujourd'hui que la science oriente ses recherches en fonction de commandes préalables et non plus en fonction de sa curiosité, que ces commandes soient conjoncturelles, politiques, ou mercantiles.

Nous découvrons aussi que le statut des médecins a changé au cours de l'histoire au sein de laquelle notre spécialité d'oto-rhino-laryngologie a été l'une des dernières à se définir. Nous observons ainsi que les médecins, situés, dans l'Antiquité, dans les plus hautes sphères des sociétés, ont perdu, au fil des siècles, leur position privilégiée dans les temples, pour devenir des praticiens sécularisés, puis des techniciens, et enfin de simples ouvriers du système de production de la santé, inscrits aujourd'hui parmi les biens de consommation courante, et parmi les chômeurs.

Avec la découverte, dans les années 80, par les Suédois de l'université de Lund, des neuropeptides dans la muqueuse nasale (VIP, substance P, puis les autres), le schéma de Galien s'est inversé. Ce n'est pas le nez qui fait respirer le cerveau, mais le cerveau qui fait respirer le nez, par le truchement de ses substances neuropeptidiques. La relation n'est pas fausse, elle est tout simplement inversée par l'homme ignorant. Je ne peux m'empêcher de penser à l'infortuné Sansovino et son « *cloaqua del cerebro* ».
« *Il n'y a pas de leçon de l'histoire* » affirmait Hegel. C'est ce qu'estiment les pragmatiques et les empiristes. L'expérience et l'expérimentation comptent. Le reste n'est que discours cherchant à combler notre impuissance naturelle à expliquer ce que nous sommes. A défaut de sens, certains lui trouvent une logique (François Jacob, dans son ouvrage *La logique du vivant*, à propos de l'histoire de l'hérédité). Certains accordent, à l'histoire, une valeur théologique prônant un Dieu présent dans l'histoire des hommes où il s'est révélé (christianisme) ou attendant qu'il s'y révèle (judaïsme). D'autres lui accordent une valeur ésotérique. L'histoire est le lieu des manifestations divines et certains grands découvreurs ne sont que de grands initiés, transmettant un savoir venant d'en haut à ceux d'en bas. Inutile de vous dire que ce passionnant débat est celui des convictions personnelles.
L'histoire nous montre que les hommes ont avant tout cherché à connaître pour satisfaire leur désir (au sens ontologique que lui donne Spinoza) de se reconnaître. Aujourd'hui, le connaître scientifique est devenu un savoir élaboré en fonction des besoins, non plus du désir. Pourtant, nous sommes responsables de cette marche en avant, responsables de son non-sens *a priori*. Certains s'en réjouissent, d'autres s'en effarouchent. Comme Luigi Pirandello l'a écrit dans une de ses pièces de théâtre : « *A chacun sa vérité* ». Mais, l'histoire nous impose la prudence et la modestie, car elle est elle-même plus ou moins objective selon celui qui l'observe. C'est le principe de Werner Heisenberg, physicien allemand, prix Nobel en 1932, applicable

à toute science. Disons que l'histoire, à défaut d'un sens, possède une direction, celle de l'évolution. Quittant ses superstitions et donc un état simple des choses, l'homme se débarrasse d'un dieu « intervenant » et fait face seul à un état complexifié des choses où les limites de sa nature environnante sont repoussées à l'infini dans le grand comme dans le petit. Obligation est faite pour lui de se redéfinir sans cesse. Donc de philosopher. Mais, il est bien difficile de trouver à l'histoire une intention quelconque. Faut-il donc accepter notre sort sans jamais pouvoir en connaître les fins ultimes ? Faut-il s'en remettre à un dieu de providence ? Le « *Pari* » de Pascal n'est pas démodé et notre connaissance de l'histoire ne nous aura pas apporté de réponse sûre. Si nous savons mieux « comment », nous ne savons toujours rien de plus du « pourquoi » nous sommes.

La France, au milieu de cette revue historique, ne fait pas office de parent pauvre, avec les De Chaulliac, Paré, Boyer, Cloquet, Deschamp et Mouret. J'ai découvert cependant une photographie, dans l'*Encyclopédie de l'histoire de la médecine*, d'un crâne, découvert en Normandie, appelé, par les archéologues, « Crâne du château de Caen » daté du XIIe siècle avant J.-C. Sur ce crâne, on distingue une tumeur maxillo-zygomatique, probablement mortelle. Mais, cette tumeur maxillaire, ressemblant à un cémentome, a subi un traitement préalable encore visible : une excision ou trépanation de l'os zygomatique. Il y a donc eu dans l'Antiquité des chirurgiens qui extirpaient des tumeurs maxillo-faciales dans le pays de nos ancêtres qui n'étaient pas encore les Gaulois.

Le point de vue du médecin

Le nez aujourd'hui - Pathologies et thérapies

Comment l'histoire a-t-elle été utilisée pour le bien de nos patients ?
Le nez se divise en une pyramide nasale, qui en est la protrusion externe visible, et des fosses nasales qui en sont l'intrusion fonctionnelle invisible, sorte de tunnels qui font communiquer l'extérieur avec l'intérieur représenté par le fond de la gorge ou pharynx. La portion purement nasale de ce pharynx s'appelle le cavum ou rhinopharynx. Il est le lieu des infections infantiles répétées que sont les rhinopharyngites. Ces infections fréquentes (9 à 12 par an pour les enfants âgés de 2 à 9 ans, en moyenne) sont le plus souvent virales et ne justifient pas l'usage d'antibiotiques.
La pyramide nasale repose sur l'une de ses faces et s'ouvre par sa base en deux narines séparées par le bord externe antérieur de la cloison nasale ou septum. Les narines sont simplement l'ouverture vers l'extérieur des fosses nasales. Cette pyramide nasale est formée d'un squelette osseux et cartilagineux qui peut être déformé par la nature ou par les traumatismes. Les éléments morphologiques de cette pyramide nasale peuvent varier suivant les races et à l'intérieur des races. Ce squelette peut aussi être remodelé par la chirurgie plastique et reconstructrice.
Une fois, cette partie externe mise en place simplement, pénétrons à l'intérieur des narines. Glissons-nous dans ce tunnel anatomique. Prenons la fosse nasale droite pour faciliter la méthode. Nous entrons d'abord dans un vestibule, exactement comme dans une maison. Ce vestibule a peu d'intérêt. Il ne présente aucune maladie, aucune affection. Il est fait d'un revêtement de peau, de glandes sébacées et de follicules pileux. C'est la seule partie poilue du nez. Et ce ne sont donc que de simples maladies des poils (les vibrisses, comme les moustaches des chats) que nous trouvons là, maladies appelées

folliculites vestibulaires, dues aux simples infections des follicules pileux de ce vestibule, infections dues elles-mêmes au grattage du nez, aux tripotages multiples qui inoculent les bactéries que nous avons sous les ongles dans ces pauvres follicules pileux qui prennent feu. Attention notamment aux feux rouges (70 % des conducteurs se grattent le nez aux feux rouges) !

En arrière de ce vestibule, nous gagnons une région totalement glabre, que les doigts ne peuvent plus atteindre. Quelques millimètres plus loin en effet, nous accédons à la fosse nasale elle-même. C'est une cavité de couleur rouge vif qui est la couleur de sa muqueuse. N'oublions pas que nous sommes du côté droit. Nous aurons ainsi à notre droite une grande paroi lisse, parfois un peu irrégulière qui cache la cloison nasale. Cette cloison nous sépare de la fosse nasale opposée, un peu comme un mur mitoyen. Ce mur se prolonge jusqu'en arrière, là où se termine ce tunnel, dans le pharynx.

A notre gauche, nous observons un mur ou une paroi très tourmentée avec des reliefs variés et inégaux, ainsi que des creux variés, et inégaux eux aussi. Mais, en fait, les choses sont simples. La première grosse structure qui s'oppose à notre avancée est le cornet inférieur, sorte de digitation qui vient bomber dans le tunnel. Une fois ce premier obstacle franchi, on se retrouve dans un espace plus large où l'on découvre une seconde structure, identique au cornet inférieur, mais plus petite, située plus haut et plus en arrière sur notre paroi latérale gauche, c'est le cornet moyen, nouvelle digitation qui obstrue incomplètement la fosse nasale.

Enfin, tout près de la sortie du tunnel, tout en haut et au fond, apparaît un troisième cornet dont vous avez déjà deviné le nom, le cornet supérieur, qui conclut cette série de digitations qui modèlent ce mur extérieur de la fosse nasale que nous quittons sans autre obstacle anatomique. Ces cornets sont faits d'une structure osseuse recouverte de périoste, lui-même recouvert d'une muqueuse. Cette dernière est capable de gonfler (congestion) et de couler (secrétions), ce qui explique nos sensations lors du rhume (nez bouché (congestion) et nez qui coule (secrétions)).

Entre ces digitations formées par les cornets se trouvent des espaces vides, des creux (variés et inégaux). Entre les cornets se trouvent donc des sortes de gouttières que les anatomistes appellent des « méats », c'est-à-dire des ouvertures. Mais, de ces ouvertures, nous n'en avons rien vu jusqu'alors. C'est normal, car nous sommes restés dans la fosse nasale. Pour découvrir des choses dans ces ouvertures, entre les cornets, il faut s'y aventurer. De la rhinoscopie, il faut passer à la méatoscopie. Sous le cornet inférieur, se trouve le méat inférieur où se vident nos larmes par l'opercule lacrymal. Les larmes se forment dans des glandes lacrymales situées dans nos paupières. Elles se collectent dans le sac lacrymal situé à l'angle interne de nos yeux, puis elles coulent dans un canal qui se vide dans le nez, au niveau de notre méat inférieur.

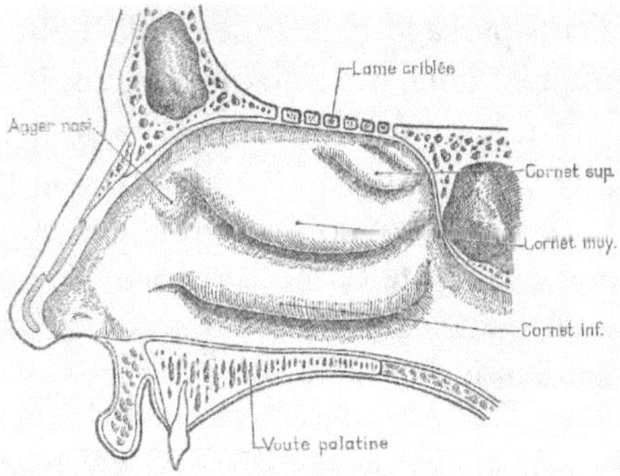

Fosse nasale droite de profil, paroi externe.
(D'après Legent, Perlemuter & Vandenbrouck, Cahiers d'anatomie ORL, 2ème éd., Masson, 1975).

Cette disposition anatomique explique pourquoi nous pleurons lorsque nous sommes enrhumés et pourquoi nous nous mouchons lorsque nous pleurons. Changeons maintenant de route pour passer dans le méat moyen. Dans ce méat moyen, plusieurs sinus se montrent. C'est là en effet qu'ils naissent. Ainsi, vous découvrez la structure anatomique du nez, au niveau des fosses nasales et des sinus. Les fosses nasales représentent un couloir dont les chambres s'ouvrent sur le côté extérieur. Ce sont les sinus.

Mais, me direz-vous, à l'extérieur des fosses nasales, il y a de l'os. Vous avez raison, c'est dans cet os, ou plus exactement dans ces os, que se forment les sinus qui les ballonisent, qui les soufflent de l'intérieur, comme si l'on gonflait un ballon : un sinus dans l'os maxillaire (sinus maxillaire) situé sous l'oeil, un sinus dans l'os frontal (sinus frontal) situé au-dessus de l'oeil, un sinus dans l'os ethmoïdal (sinus ethmoïdal) situé entre les deux premiers et, donc, entre les deux yeux, et enfin, un sinus dans l'os sphénoïde (sinus sphénoïdal) situé tout au fond de notre système naso-sinusien, en arrière et en haut, longé sur sa face latérale, et externe par la grande artère du cerveau, l'artère carotide interne, avec, à côté de celle-ci, le nerf optique qui émerge juste du cône formé par l'orbite à cet endroit. C'est dire la possible gravité d'une sinusite sphénoïdale. Cet os sphénoïde supporte la base du cerveau à un endroit essentiel où la masse cérébrale se verticalise au niveau du tronc cérébral. Ceci est rendu possible grâce à une angulation longitudinale de l'os sphénoïde que certains anthropologues considèrent comme le témoin crucial du passage à la bipédie de l'être humain. Nos sinus communiquent donc avec nos fosses nasales, au niveau du méat moyen, entre le cornet inférieur et le cornet moyen. Pour les sinus les plus postérieurs, la relation avec la fosse nasale se fait au-delà de ce méat moyen, dans un méat supérieur, coincé entre le cornet moyen et le cornet supérieur. Sachez enfin qu'il existe parfois un quatrième cornet, ou cornet suprême appelé cornet de Zuckerkandl.

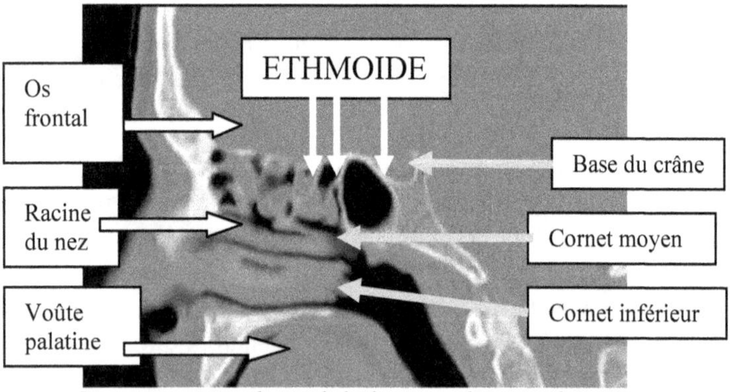

Image scannographique de la fosse nasale en vue latérale.

Nous découvrons, sur cette image scannographique, l'extrême proximité des sinus (ethmoïde) et du cerveau, ce qui génère des conséquences tant au plan de la pathologie que de la technique chirurgicale. Lors des infections sinusiennes, ce sont ces organes de voisinage (le cerveau et ses enveloppes) qui sont les premiers menacés et il arrive dans certains cas qu'une méningite révèle la sinusite qui l'a causée. Lors de certains traumatismes crâniens, la fracture du toit ethmoïdal peut entraîner l'écoulement de liquide céphalo-rachidien directement dans les fosses nasales. Cette liquorrhée cérébro-méningée peut être parfois de découverte tardive lorsque la fracture a été ignorée. Le risque d'infection méningée à partir des fosses nasales est alors majeur. Il suffit de recueillir dans la narine quelques gouttes de cet écoulement intarissable et de les disposer sur une bandelette-témoin pour rechercher la présence de sucres dans le liquide. Le mucus nasal est pauvre en sucres et la bandelette ne se modifiera pas lors de ce test. Par contre, le liquide céphalo-rachidien est riche en sucres. Classiquement eau de roche, il fera virer la bandelette-témoin signant la présence de sucres et confirmant ainsi son origine. L'anatomie de cette base du crâne nécessite un apprentissage rigoureux que seul le travail de dissection sur cadavres est à même de permettre. L'entraînement à cette dissection cadavérique reste une pratique fondamentale pour tout chirurgien rhinologiste.

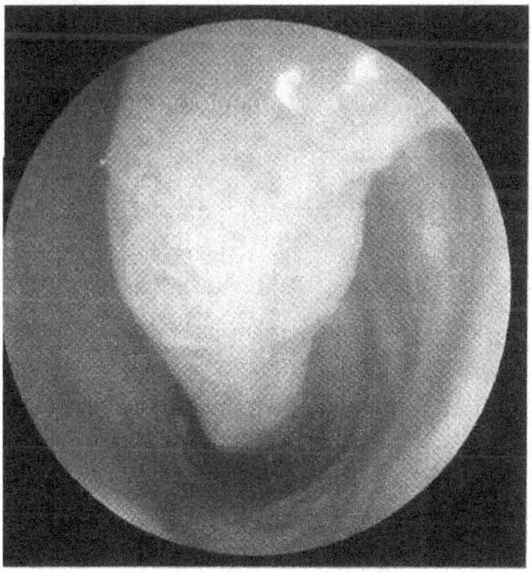

Cornet inférieur vu de face.

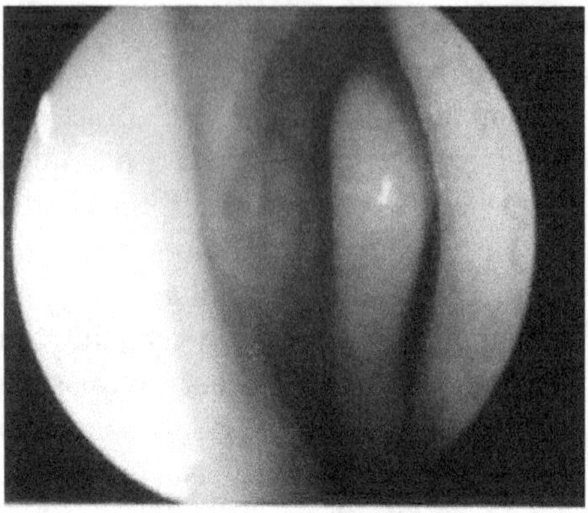

Cornet moyen vu de face.

Notons que c'est au niveau du méat inférieur que se pratique la ponction de sinus aux fins d'évacuer le contenu purulent d'une sinusite maxillaire aiguë ou subaiguë. C'est au niveau du méat moyen que se pratique la méatotomie moyenne aux fins de traiter une sinusite maxillaire chronique le plus souvent d'origine dentaire (aspergillose). Les dents les plus fréquemment en cause dans une pathologie sinusienne maxillaire sont les dents les plus proches de ces sinus à savoir les molaires des arcades dentaires supérieures. Louis XIV est un cas célèbre (voir annexes), lui dont l'état dentaire a nécessité certaines extractions dont l'une, au moins, s'est soldée par une communication entre le sinus maxillaire et la bouche (CBS), assombrissant nettement son humeur. De nos jours, les communications bucco-sinusiennes sont diagnostiquées précocement dans la plupart des cas. L'antibiothérapie permet d'éviter l'infection de l'os maxillaire, car le risque d'ostéite est bien réel. L'anesthésie générale a laissé les chirurgiens stomatologistes ou rhinologistes s'aventurer vers des solutions adéquates : curetages, greffons osseux, lambeaux de recouvrement palatins ou gingivaux, drainages sinusiens pour mettre le site fistuleux au repos…

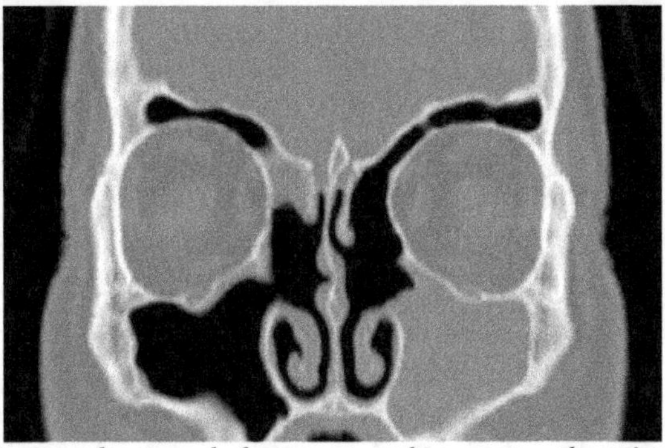

Scanner des sinus de face montrant les cornets et les méats.

Souvenez-vous. Les fosses nasales sont disposées, de façon schématique, comme un couloir d'hôtel et les sinus, qui sont attenants à ces fosses nasales, sont, eux, disposés comme les chambres d'un hôtel. Une porte donne accès aux chambres depuis le couloir. Il existe ainsi des maladies du couloir, les rhinites, des maladies des chambres, les sinusites, des maladies du couloir et des chambres, les rhinosinusites. Enfin, il peut exister des maladies provenant initialement des sinus et touchant secondairement les fosses nasales, les sinusorhinites. Voilà une classification simple qui permet de faire une première distinction entre les différentes affections nasales et/ou sinusiennes, distinction importante, car on ne traite pas une rhinite de la même façon qu'une sinusite. Or, les signes cliniques, les symptômes, qui expriment ces différentes affections du nez et des sinus sont souvent peu spécifiques de l'origine de la maladie.

Les sinus sont au nombre de 4 de chaque côté.

* Le sinus maxillaire : un à droite et l'autre à gauche. Cela nous donne donc 2 sinus.

* Le sinus ethmoïdal : il est fait d'un bloc osseux appelé os ethmoïdal et divisé en deux parties, une droite et une gauche. Ce sinus ethmoïdal, coincé entre l'orbite et la base du crâne est lui-même subdivisé en deux parties : une partie en avant (ethmoïde antérieur) et une partie en arrière (ethmoïde postérieur). Chacune de ces parties est elle-même subdivisée en sous-parties ou cellules ethmoïdales. On compte trois cellules ethmoïdales pour la partie postérieure. Pour la partie antérieure, on compte trois groupes de cellules, dont un groupe bullaire de

deux cellules, juste devant la partie postérieure de l'ethmoïde, et deux groupes plus en avant formés de trois cellules chacun. Chaque cellule représente en fait une micro cavité osseuse, donc un micro sinus. Ainsi, chaque sinus ethmoïdal compte en fait 11 cellules. Ce sinus ethmoïdal, le fameux « labyrinthe », a été par conséquent fort bien dénommé par Mouret.
* Le sinus frontal émane directement d'une de ces 11 cellules ethmoïdales. Eliminons les cellules postérieures. Il nous reste les cellules de la partie antérieure de l'ethmoïde. A partir d'un canal de pneumatisation dont l'origine ethmoïdale est variable (cellule suprabullaire, cellule méatique postérieure ou cellule unciformienne terminale), le sinus frontal se forme en envahissant l'os frontal, de chaque côté. Cela nous fait donc 6 sinus, 3 de chaque côté. Plus ou moins développé, ce sinus frontal émerge du labyrinthe ethmoïdal vers l'âge de 5-6 ans, alors que l'ethmoïde existe dès la naissance.
* Le sinus sphénoïdal est le plus profond et le plus postérieur des sinus, situé en arrière de l'ethmoïde postérieur. Il est en fait enfoui sous la base du crâne, juste sous la selle turcique qui contient la glande hypophyse (ou pinéale), centre de nos régulations hormonales. Il est au contact du nerf optique et de l'artère carotide intracrânienne. Ces voisins font de ce sinus sphénoïdal un endroit particulièrement redouté des chirurgiens. Voilà nos 8 sinus, 4 de chaque côté. Vous pouvez imaginer ainsi la variété des symptômes provoqués par les affections sinusiennes. Enfin, deux éléments anatomiques sont importants à connaître :
- le nerf olfactif situé tout en haut des fosses nasales, dans leur portion antérieure ;
- la varice de Kiesselbach, petite dilatation veineuse située sur la cloison nasale, à sa partie toute antérieure et qui est bien souvent à l'origine de saignements de nez.

* Le nez reçoit le sang de plusieurs vaisseaux :
- sa partie externe, visible, est vascularisée par l'artère faciale, branche de l'artère carotide externe ;
- sa partie interne, invisible et profonde, est vascularisée par deux systèmes :

a- Le système carotidien interne, par les artères ethmoïdales (antérieure et postérieure) situées au niveau du toit de l'ethmoïde.
b- Le système carotidien externe, par l'artère maxillaire interne, branche terminale de la carotide externe située au fond des fosses nasales entre les queues des cornets inférieur et moyen, où elle prend le nom d'artère sphéno-palatine. Les hémorragies nasales graves viennent le plus souvent de cette artère. Elles sont repérées par endoscopie et traitées alors par clipage de cette branche artérielle ou par embolisation.

* Le principal nerf du nez, en dehors du nerf olfactif, est le nerf trijumeau. Depuis la base du crâne, il entre dans la fosse nasale par l'arrière où il devient le nerf maxillaire supérieur et offre à la muqueuse nasale ses propriétés congestives et sécrétoires. C'est lui qui est le principal responsable de l'obstruction nasale, de nos éternuements et de notre mouchage. Il entre également en fonction dans la détection olfactive, mais non dans l'identification des odeurs.
Ainsi, peut-on résumer l'essentiel de l'anatomie. De nombreuses variations existent qui rendent plus ardue la tâche du chirurgien. Elles rendent également obligatoire l'usage du scanner au cours de la chirurgie en salle d'opération afin de vérifier sans cesse la réalité anatomique du geste opératoire. Ces variations touchent la cloison nasale (aux nombreuses déformations possibles), mais aussi les cornets (et la désormais célèbre concha bullosa). Les variations les plus délicates à analyser sont celles qui concernent l'ethmoïde, à la fois l'ethmoïde antérieur (qui donne accès au sinus frontal par le biais de l'apophyse unciforme aux variations fréquentes) et l'ethmoïde postérieur (qui donne accès au sinus sphénoïdal). La cellule d'Onodi est ainsi une sorte d'envahissement du sphénoïde par la cellule ethmoïdale postérieure reculée. Les coupes du scanner de profil aident le chirurgien à repérer cette variation anatomique.

Les symptômes nasaux, obtenus par l'interrogatoire des patients, sont pauvres, mais leur association facilite la démarche diagnostique.

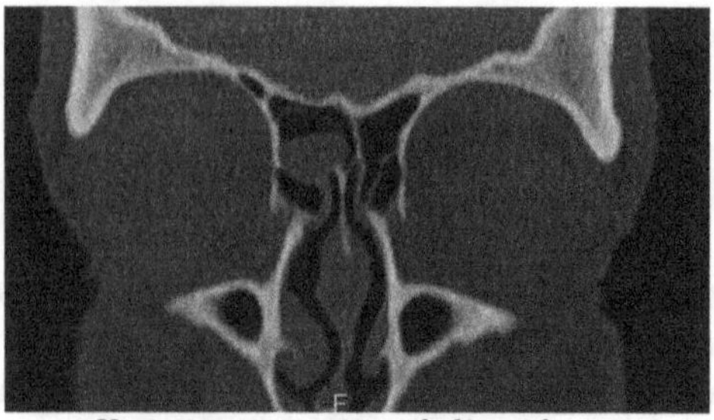

Variation anatomique de l'unciforme.
Ballonisation de la racine intra-frontale haute avec abcédation.

* L'obstruction nasale est un bon symptôme qui nous dit bien que les fosses nasales sont prises dans le processus pathologique. Il faut ensuite déterminer si cette obstruction est située à gauche, à droite ou bien des deux côtés, ce que les patients ont eu le loisir d'observer et sont capables de dire. Cette obstruction est une mine que le spécialiste ORL doit fouiller selon divers critères. La périodicité de cette obstruction est le critère essentiel à rechercher en premier : nuit ou jour, période de vacances ou période de travail, repas, ménage, menstruations chez les femmes, ouverture d'un placard plein de vieux vêtements, cave ou grenier, caresses aux animaux domestiques, passage du chaud au froid, ou l'inverse, avril-mai, etc. Un livre entier écrit par le Pr Michel a été consacré à cette obstruction nasale[10]. L'auteur y qualifie les patients gênés par ce symptôme de NB (nez bouchés). Il s'aventure sur la pente osée de la psychiatrie et des sciences du comportement, faisant une large place à Sigmund Freud[11] qui était affublé de ce symptôme tout comme bon nombre d'entre nous, célèbres ou anonymes, de façon sporadique ou permanente. En cas d'obstruction nasale permanente et survenant toujours du même côté, il faut savoir penser à une déviation de la cloison nasale,

---

[10] Cf. Michel François-Bernard, *du Nez*, Grasset, 1993.

[11] Sigmund Freud présente un cancer du maxillaire supérieur à partir de 1919. Opéré à de nombreuses reprises, il meurt d'une récidive en Angleterre, en 1939. Les interventions chirurgicales réalisées par Hans Pichler, un stomatologue autrichien, ont nécessité les ablations du maxillaire supérieur et de son palais droit, du processus ptérygoïdien et de son palais mou. En 1928, il en est rendu à porter son 5ème obturateur palatin. Jusqu'à sa mort, il ne supporte aucune de ses prothèses. Ceci peut, à mon sens, expliquer ses problèmes d'obstruction nasale (voir chapitre détaillé en fin de livre).

de diagnostic facile pour le praticien. Innées ou acquises (traumatisme), les déviations septales sont de types multiples : bosses, crêtes, luxation du pied. Elles se traitent chirurgicalement. La Société française d'ORL a consacré un volume complet et fort riche sur l'étude de ce symptôme[12].

* Le mouchage est aussi un excellent symptôme, mouchage vers l'extérieur, dont le mouchoir est le témoin. Mais, il est vrai qu'avec l'apparition des mouchoirs jetables, nous avons perdu ce témoin que les patients, autrefois, exhibaient fièrement de leur poche, torchon de tissu infecte et collé par l'assèchement des humeurs, que l'on voyait se déplier en craquant sous nos yeux et arborer les tâches causées par les mouchages de la journée au mieux, de la semaine au pire. Ce mouchage est donc une source de précieux renseignements : bi ou unilatéral, muqueux ou purulent, accompagné de sang ou de croûtes.

* Le mouchage peut aussi se produire vers l'intérieur, par écoulement postérieur, vers le fond des fosses nasales qui communiquent là avec le pharynx. Ce « jetage postérieur » est un signe fréquent et traduit le caractère chronique de la maladie, signe qui prend des sobriquets divers et variés, depuis le « *ça me coule dans le fond* » jusqu'au « *ça me gratte dans la gorge* » en passant par toutes les sensations possibles, de la boule aux aiguilles, du feu de cheminée à la cascade d'eau, de la plume aux poils, de la sécheresse à la nausée, du chewing-gum à l'oursin.

Le caractère chronique de ce jetage postérieur peut se manifester par une inflammation des parois latérales du pharynx situées juste en arrière des loges amygdaliennes et que l'on appelle « faux piliers postérieurs ».

* Les maux de tête. S'ils ne sont pas spécifiques d'une affection rhinosinusienne, ces maux de tête ou céphalées peuvent en être une expression symptomatique pleine d'intérêt lorsque qu'elle complète le tableau clinique présenté plus haut. Des céphalées isolées sont rarement notées. Dans le cadre qui nous intéresse, on retrouve ces céphalées plutôt au cours des sinusites que des rhinites simples. Ces douleurs expriment l'inflammation des territoires sinusiens et plus spécifiquement ceux situés sous la base du crâne, c'est-à-dire l'ethmoïde et le sphénoïde. De

[12] Cf. Frèche Ch. et coll., *L'obstruction nasale*, Arnette-Blackwell, 1996.

violents maux de tête brutaux associés à un mouchage sale (purulent) indiquent le plus souvent une infection aiguë des sinus et justifient la consultation urgente du médecin référent, ou du spécialiste. Les céphalées occipitales chroniques ou récurrentes peuvent évoquer un processus pathologique sphénoïdal en l'absence de tout autre symptôme rhinologique (obstruction ou mouchage). Mais, elles n'ont pas de valeur spécifique, car d'autres organes crâniens ou cervicaux hauts peuvent mimer de telles céphalées. Les céphalées sus-orbitaires évoquent une sinusite frontale, des céphalées inter-orbitaires évoquent une sinusite ethmoïdale, mais sans spécificité, ni les unes, ni les autres. Quant aux douleurs sous-orbitaires, elles orientent le diagnostic plutôt vers une affection des sinus maxillaires, bien sûr. Notons ici que le terme de « migraine », qui signifie en fait « hémicrânie », c'est-à-dire une douleur de la moitié du crâne, donc unilatérale, possède une valeur localisatrice. Une migraine frontale droite peut correspondre à une sinusite frontale du côté droit, mais, dans le dire des patients, cela ne représente absolument pas la notion neurologique de « migraine » qui s'accompagne de larmoiement et de photophobie, et qui est une toute autre maladie, exempte de pathologie sinusienne.
* Les troubles de l'odorat pourraient faire l'objet d'un livre entier. Nous avons tous, un jour ou l'autre, souffert d'une perte d'odorat, ne serait-ce qu'au cours d'un rhume banal. Soudain, le monde devient fade, ses fragrances disparaissent et une partie de notre capacité à reconnaître le monde avec elles. Notre propre odeur *sui generis* n'est plus identifiable et notre personnalité peut en souffrir, heureusement temporairement, en cas de rhume. Mais, en cas de maladie chronique, il en va tout autrement. La perte durable de notre mode de repère olfactif personnel peut entraîner des troubles psychologiques. Cette perte d'odorat peut se moduler de façon variable. Elle peut être totale (anosmie) ou partielle (hyposmie). Elle peut toucher soit la détection simple des odeurs, soit leur identification (dysosmie). Si cette anosmie peut être plutôt bienvenue dans certaines circonstances ou dans certains lieux, elle est ressentie malgré tout comme un handicap par la plupart des malades atteints d'affection chronique des sinus. Or, nous savons que les fibres de l'odorat sont situées tout en haut des fosses nasales, à

proximité du sinus ethmoïdal qui est en première ligne du diagnostic. A cela s'ajoute souvent une perte du goût. C'est elle qui est la plus gênante, mais l'organe du goût n'est pas touché en cas de pathologie naso-sinusienne. Le goût ne discrimine que le doux ou l'amer, et le sucré, ou le salé. Toute la subtilité discriminative du goût, qui fait de nous de plus ou moins bons « palais », vient en fait du nez et de l'odorat. La différence entre chou vert et chou-fleur est faite par le nez qui est activé, lorsque l'aliment est en bouche, par les effluves produites par cet aliment. Ces effluves passent dans la gorge et remontent dans le nez d'arrière en avant. C'est la rétro-olfaction. Un « anosmique » ne fera pas la différence entre chou vert et chou-fleur. Par contre, il ajoutera du sel dans son alimentation pour obtenir une sensation gustative majorée. Ce qui sera obtenu de fait, mais de manière quantitative et non qualitative. Encore une fois, comme dans le cas de l'infection sinusienne aiguë, c'est l'association des symptômes qui est parlante. Obstruction nasale périodique et éternuements évoquent une rhinite allergique. Céphalées, obstruction nasale et saignements du côté de l'obstruction évoquent plutôt un processus tumoral. Notons que certains traumatismes violents peuvent être à l'origine d'une perte définitive de l'odorat, par cisaillement des fibres olfactives lors du choc. En effet, la masse cérébrale est mise en mouvement dans sa boîte crânienne fixe. Il s'en suit un écrasement de cette masse molle contre ses parois rigides. Ce mouvement étire les zones de la base du cerveau où se trouvent les courtes fibres du nerf olfactif qui cèdent alors sous la contrainte d'étirement. Les traumatismes non violents, mais répétés, peuvent aboutir aux mêmes séquelles.

* Les éternuements. Ils sont le fait de la propulsion expiratoire d'air par le nez (et/ou les bronches), à la vitesse d'un avion franchissant le mur du son, d'où leur caractère bruyant et explosif. Ils sont dus à un phénomène d'irritation respiratoire (nasale et/ou bronchique) détectée dans le nez par les fibres du nerf maxillaire supérieur réparties dans toute la muqueuse. Phénomène réflexe par excellence, les éternuements ne peuvent pas être contrôlés par la volonté. Ils surviennent le plus souvent en salves de trois à quatre, mais peuvent atteindre le chiffre d'une vingtaine, laissant alors le quidam atteint complètement exténué. Provoqués par une émotion ou un stress, par un irritant

alimentaire (moutarde), les éternuements signent le plus souvent la mise en présence d'un patient allergique avec son (ou ses) allergène (s).
* Les saignements de nez. Ils sont la cause essentielle de nos urgences en ORL. Le plus souvent bénignes, ces hémorragies peuvent parfois être graves. Bénignes chez l'enfant ou l'adulte jeune, bénignes à la suite d'un traumatisme nasal, ces « épistaxis » sont plus graves chez les personnes âgées présentant une hypertension artérielle ou recevant des médicaments anticoagulants. Exceptionnellement, ces hémorragies nasales peuvent être révélatrices d'une pathologie locale lourde, notamment tumorale. En dehors des cas spécifiques (hypertension artérielle de la personne âgée et tumeur), les épistaxis se traitent simplement par compression. La meilleure des compressions peut être exercée par le doigt du patient lui-même ou d'un parent, doigt avec lequel on écrase l'aile du nez du coté hémorragique. La varice « saignante » se trouve en effet juste là, en dessous du cartilage de l'aile. Ce simple geste stoppe le saignement immédiatement comme si l'on mettait le pied sur la fuite d'un tuyau d'arrosage. La panique et/ou l'angoisse causées par ce saignement disparaissent aussitôt et l'on peut vaquer à ses occupations à la condition de maintenir la compression digitale une bonne dizaine de minutes (temps nécessaire à la production naturelle de l'hémostase). Après quoi, les choses rentrent dans l'ordre. Ce n'est qu'en cas de récidive qu'il faut consulter un spécialiste. Les épistaxis postérieures résistent à ces traitements. Elles sont graves. Le saignement se produit sans discontinuer dans la gorge et par déglutition dans l'estomac. Affaire de spécialistes, ces saignements postérieurs requièrent des gestes d'urgence comme le repérage endoscopique, le clipage du vaisseau en cause ou l'embolisation sous guidage radiographique par une équipe d'une technique élevée. Il arrivait dans le passé, devant la gravité d'un tel accident hémorragique, que l'on soit obligé de lier la carotide externe au niveau du cou pour stopper le flux sanguin dans l'artère maxillaire interne responsable. Lorsque ces gestes hyperspécialisés que sont l'embolisation sélective ou la ligature chirurgicale sont retardés pour des raisons évidentes de logistique, il faut faire cesser le saignement le plus rapidement possible afin d'éviter d'arriver trop tard en salle de

radiologie ou en salle d'opération. Il est alors licite d'entreprendre, en service d'urgences, un tamponnement postérieur, geste quelque peu barbare qui permet de comprimer la zone hémorragique nasale postérieure jusqu'à l'intervention salvatrice. Ce tamponnement postérieur permet alors d'obtenir un délai de quelques heures qui seront précieuses dans la prise en charge du malade, son transfert et sa préparation. Il convient de dire que ces hémorragies nasales ne sont plus jamais la cause de décès aujourd'hui en France, à part certains cas exceptionnels.

Physiologie et traitements

Une fois ces bases d'anatomie et de sémiologie posées, nous pouvons envisager la fonction de notre nez et de nos sinus. A quoi servent ces organes ? Cette question obsède bon nombre de patients. *A priori*, le nez et les sinus ne servent à rien, du moins à aucune fonction vitale.

* La première fonction nasale est la fonction respiratoire.

Le nez, dans son ensemble sert simplement à faire passer l'air vers la gorge et à réchauffer cet air inspiré, à l'humidifier et à le débarrasser de ses impuretés. Le réchauffement se fait par l'intermédiaire d'un riche réseau vasculaire qui agit comme les résistances chauffantes d'un four et qui « s'allume » ou se met en action lorsque l'air modifie sa température. L'humidification se fait par l'intermédiaire du mucus, sorte de tapis un peu humide qui transmet à l'air une partie de l'eau qu'il contient, mais il ne transmet pas que cela. L'air respiré, qui caresse ce mucus, puise à son contact des éléments de défense et y dépose des particules de l'atmosphère ambiante qui seraient toxiques pour les bronches et les poumons. Ainsi, le mucus reçoit-il ces particules (gaz, poussières, pollens, produits volatiles toxiques, chlore des piscines, etc.) qu'il absorbe, puis les évacue vers le pharynx où il est avalé (dégluti) avec la salive ou les aliments pour être finalement détruit dans notre estomac par l'acide chlorhydrique. Ce mucus, au rôle si important, est fabriqué en partie par nos sinus qui le déversent dans les fosses nasales par de petits orifices de vidange (ostia, ostium au singulier, mot latin issu du nom du port de Rome, Ostie, ouvrant le pays sur la mer) situés au niveau des méats. Dans le méat moyen, nous pouvons observer les sinus qui vident leur mucus dans le sinus maxillaire, en bas, l'ethmoïde, derrière et le frontal juste au-dessus, dans une anfractuosité du méat, qui se rétrécit à cet endroit pour former l'infundibulum. Par leur ostium, les sinus versent donc leur mucus dans les fosses nasales.

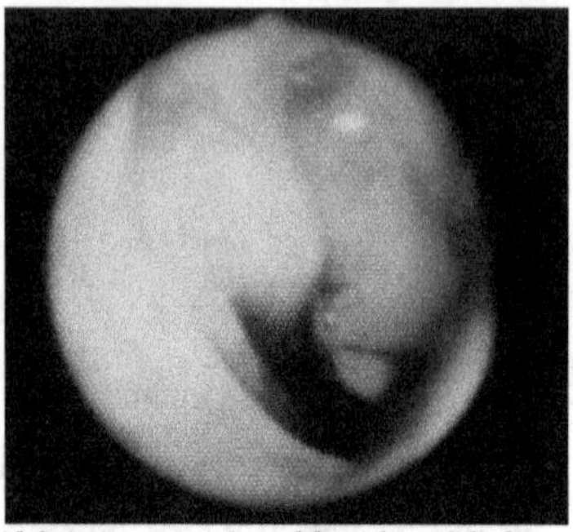

Mucus marqué au bleu de méthylène
dans le sinus maxillaire, en migration vers l'ostium.

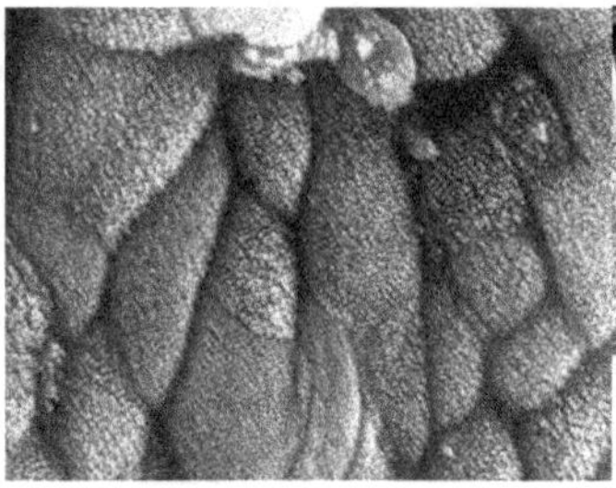

Muqueuse nasale normale.
(Vue au microscope à balayage).

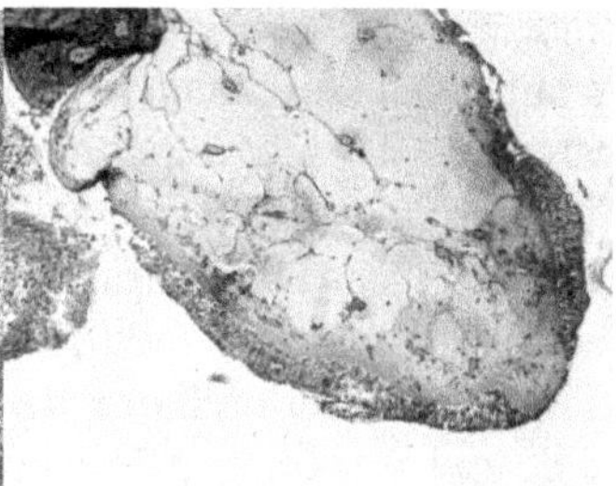

Muqueuse nasale pathologique.
(Polypose vue au microscope).

Mais, par ces mêmes ostia, les sinus respirent. Ils aspirent l'air qui passe dans le couloir nasal pour leur propre consommation. Car, les sinus fonctionnent comme de minuscules poumons et leurs propres muqueuses servent de zone d'échanges gazeux. Ce sont des chercheurs suédois de l'université d'Uppsala, Aust et Drettner, qui ont démontré, dans les années 1960-1970, cette fonction particulière. Plus récemment, en 1998, Edouard Seemüller a prouvé, dans sa thèse, le caractère de micro-diffusion de ce phénomène[13]. Nos sinus consomment donc de l'oxygène et rejettent du gaz carbonique. Cette « respiration sinusienne » permet l'élaboration du mucus. Ce mucus est

[13] Cf. Seemüller E., Bouton V. & Guerre M.-L., « Scintigraphie dynamique gazeuse du sinus frontal », in *Revue officielle de la Société française d'ORL*, 1999 ; 58 (6) : 33-43.

produit par des cellules spéciales, en forme de calice (d'où leur nom de cellules caliciformes) qui sont situées dans l'épaisseur du tapis que forme la muqueuse et qui rejettent leur sécrétion par un petit orifice en surface de cette muqueuse. Certaines perturbations de ce mucus peuvent être à l'origine de pathologies rhino-sinusiennes chroniques qui semblent voisines de la mucoviscidose.
* La fonction vocale des sinus. C'est une fonction accessoire, mais intéressante. Le nez et les sinus, cavités qui lui sont annexées, représentent un certain volume d'air clos, c'est-à-dire une belle cavité de résonnance. C'est dans cette cavité que notre voix vient résonner en fin de parcours avant d'être exprimée définitivement. La voix se forme dans le larynx au niveau de l'appareil vocal, elle monte, se module et s'amplifie dans le pharynx. Là, elle suit un trajet vers la bouche, d'où elle sort après une résonnance dans les cavités naso-sinusiennes. Plus cette résonnance est grande, plus la voix est belle. Quand nous avons le nez bouché, au moindre rhume, notre voix change.

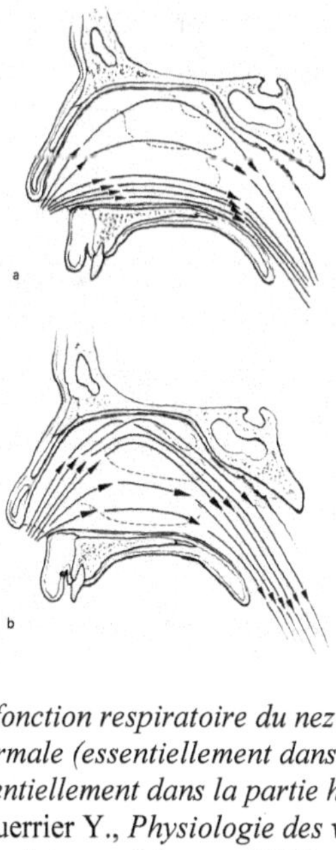

La fonction respiratoire du nez :
- a : inspiration normale (essentiellement dans la partie basse).
- b : flairage (essentiellement dans la partie haute olfactive).
(D'après Uziel A. et Guerrier Y., *Physiologie des voies aéro-digestives supérieures*, Masson, 1984).

Elle perd sa résonnance nasale. Bizarrement, nous disons alors que nous parlons « du nez » alors que, justement à l'inverse, nous parlons sans lui.
* La fonction protectrice des sinus est elle aussi accessoire, sauf en cas de traumatisme facial. En effet, le bombement osseux des sinus au niveau de la face crée une protection naturelle des organes essentiels que sont les yeux et le cerveau. Ces bombements formés par des cavités sous-jacentes remplies de gaz font office d'airbag en cas de coup reçu, et notamment de coup violent. Bien des yeux ont été sauvés d'un choc par la proéminence osseuse salvatrice formée par les sinus. Mais, la fonction protectrice ne se limite pas aux simples traumatismes. Elle s'exerce aussi vis-à-vis de la muqueuse respiratoire elle-même dont le revêtement superficiel est protégé par le mucus fabriqué par les cellules à mucus de tous les sinus, un peu comme un gel à cheveux, mais dont la fluidité permettrait son élimination grâce à un minuscule tapis roulant formé par les cils situés en surface du tapis respiratoire (mouvement muco-ciliaire dont le dysfonctionnement peut être à l'origine de maladies graves). Il semble bien exister, au vu des nombreux travaux sur la question, une parenté entre la pathologie du mucus sinusien et la mucoviscidose par le truchement du gène CFTR, et les anomalies de production de la protéine constitutive de ce mucus.

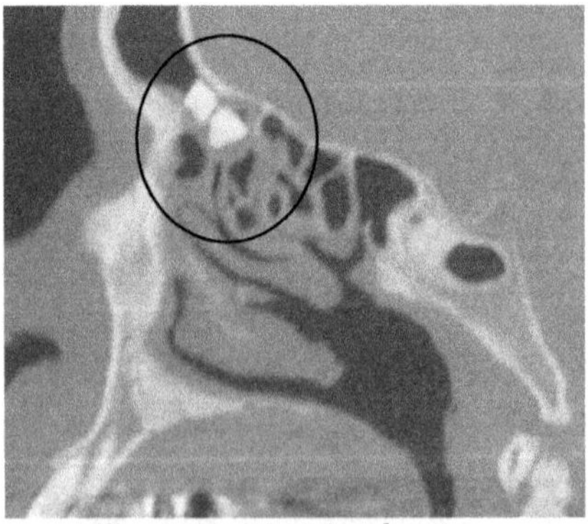

Fonction protectrice des sinus.
(Scanner de la base du crâne montrant des débris de pare-brise dans le sinus ethmoïdal, juste sous le cerveau, à la suite d'un accident de voiture). Ces débris auraient atteint directement l'encéphale sans la protection double (osseuse et pneumatique) des sinus (ici : zone ethmoïdo-frontale).

De plus, ce mucus exercerait une protection immunitaire[14]. Ce caractère immunitaire de la protection muqueuse a été bien mis en évidence par la découverte d'immuns-complexes dans le mucus nasal notamment par le Japonais Goro Mogi et l'équipe belge de Paul Van Cauwenberge.

* La fonction olfactive du nez peut être considérée comme essentielle. Elle nous lie au monde humain et au phénomène de l'évolution des mammifères dont nous faisons partie, mammifères dont le mode de reconnaissance par l'odorat entre les individus est primordial. Elle nous lie au monde humain et au phénomène social des relations personnelles. Une odeur peut en cacher une autre. Il nous est très difficile de sentir deux odeurs à la fois. L'une domine l'autre. Mais, cet effet dure peu. Il existe donc un phénomène de saturation des odeurs qui stimulent notre odorat selon un gradient. Le meilleur exemple qui m'en a été donné est celui de la réanimation digestive de l'hôpital Saint-Antoine lors de mon externat. Chaque matin, en ouvrant la lourde porte du service d'Etienne Lévi, chef de la réanimation du service de chirurgie digestive de Jean Loygue, l'odeur nous prenait à la gorge, mes collègues externes des hôpitaux et moi-même. L'odeur la pire qui soit, celle du mélaena, c'est-à-dire l'odeur du sang et des selles mélangés. Or, moins de 15 minutes après, cette pestilence quittait notre nez et nous étions parfaitement capables de sentir l'odeur des roses mises dans un vase au chevet d'un malade par ses visiteurs de la veille. L'odorat est le sens des sympathies. Sympathies avec les hommes et sympathies avec les choses, et notamment les choses du boire et du manger. Or, les lieux du boire et du manger, restaurants, cafés, bars, etc., sont autant d'endroits où les gens se lient autour du sens de l'odorat. Des lieux de lien humain. La cuisine française, qui inclut terroirs et vignobles, vient d'en apporter la preuve par son inscription récente au patrimoine de l'Unesco. L'odorat et le goût ne font qu'un (ou presque) et ce sens double devient un mode initiatique de l'humain. Autour de la culture du « nez » et du « palais », se développent des

---

[14] Cf. Prulière-Escabasse V. et al., « TGF-β1downregulates CFTR expression and function in nasal polyps of non-CF patients », in *Am. J. Physiol.*, 2005, 288, L77- L83.

confréries d'excellence, des labels de qualité, des VSOP comme des étoiles au guide Michelin.
Les parfums voit notre appartenance au monde mammifère flattée à l'extrême, car le mode de reconnaissance est dépassé par le mode de séduction. La perte de perception de nos phéromones se trouve ainsi compensée par le sur-parfumage que nous pratiquons en tous lieux de la planète avec le passage dans de nouvelles catégories dont la sensualité est le critère de sélection-séduction et la sexualité, l'objectif inavoué. L'homme reste-t-il pour autant un animal ? C'est avec le « flairage » que l'homme se rapproche le plus de l'animal. Le flairage consiste en une technique pour améliorer le passage d'air porteur des odorivecteurs vers la fente olfactive située dans le haut des fosses nasales, grâce à de courtes inspirations comme le ferait un chien truffier. C'est cette technique de flairage qui apporte les meilleurs renseignements olfactifs lors de la dégustation d'un vin par exemple. Les grandes inspirations sont en effet à proscrire. Elles inondent la partie basse des fosses nasales, trop à distance de l'organe sensoriel récepteur. En plus de cette faculté de détection, l'homme sait « identifier » les odeurs. Détecter une odeur consiste à mettre en jeu ce qui permet de reconnaître un danger éventuel ou un plaisir, ce qui pourrait être comparé à la reconnaissance des phéromones par les animaux. Cette détection permet alors l'éloignement ou le rapprochement, à la fois dans un but de sécurité ou d'identité, et notamment d'identité de groupe (groupe humain, tribu) ou de lieu (foyer, maison voire région). Identifier une odeur permet de monter un étage de plus vers nos capacités cognitives : mise en jeu de la mémoire, des émotions et du savoir aux fins de reconnaître, et donc de s'approprier une fragrance, et ce qu'elle révèle, ou réveille. La célèbre madeleine de Proust en est encore une fois l'illustration, comme la première gorgée de bière de Philippe Delerm ou le parfum de Yahvé pour l'Hébreu des premiers temps bibliques. Ce que révèle une fragrance identifiée est de l'ordre du « moi », qu'il s'agisse de souvenirs d'enfance, de plaisirs alimentaires, de relations à autrui et, bien sûr, de sexualité. L'odeur identifiée nous projette dans notre tâche anthropologique de la reconnaissance du bon et du mauvais, du bien et du mal. C'est donc une procédure de personnalisation qui ne fait pas l'impasse sur notre animalité, mais permet de la

dépasser vers notre humanité. Cette fonction est cruciale et il faut nous acharner à la préserver. Le monde de demain sera uniformisé dans ses comportements, ses façons de penser, ses objets à utiliser et à croire. Mais aussi, dans ses senteurs. Si nous reconnaissons la diversité de l'humain comme une richesse, nous devons nous efforcer de développer notre odorat. 3 000 à 10 000 odeurs sont à peu près reconnues par l'homme qui est capable d'apprendre à en identifier de nouvelles chaque jour. Le travail ne manque pas, car on estime à environ 250 000 les fragrances (odorivecteurs) du monde. Or, le trajet nerveux de l'odorat passe par le cerveau, via le thalamus jusqu'au lobe frontal qui regroupe ces informations. Or, c'est là que se situe la base de nos émotions et de nos comportements. L'enjeu est considérable. La vue et l'ouïe dominent aujourd'hui le champ de nos sensorialités. Cette domination risque de mettre à mal notre fonction olfactive. Desiderio Passali, président de la Société mondiale de rhinologie, soulignait cet enjeu en 2007, lors du congrès mondial de Venise. Il craignait qu'il ne soit déjà trop tard. Certes, l'étude de l'évolution anatomique de l'homme nous montre bien qu'il existe une diminution des surfaces de réceptions des odeurs dans notre nez (microsmatique) par rapport aux petits carnivores nocturnes (macrosmatiques : 2 cm^2 chez l'homme pour 10 à 20 cm^2 chez le chien), mais le développement de notre cerveau est un atout majeur. A lui de prendre en charge cette mémoire et ces émotions nourries par les odeurs de notre existence pour les restituer ensuite sous la forme de comportements et de choix de vie, voire de choix amoureux ou éthiques. Nourrissons donc notre cerveau des odeurs de notre incarnation et de nos expériences. Et commençons le plus tôt possible, dès la prime enfance, quand le cerveau est à son paroxysme de plasticité.

* La fonction réflexive et sexuelle

Cette fonction est aussi connue sous le nom d'hyperréactivité nasale et est liée au nerf trijumeau[15]. Mais, il semble bien que le nez soit le lieu de stimulations possibles de l'ensemble des

[15] Cf. Bonnier P., *L'action directe sur les centres nerveux. Centrothérapie*, Félix Alcan, Paris, 1913.

organes de notre corps par la « sympathicothérapie[16] ». Le cornet inférieur est un centre réflexe crucial en connexion avec le reste du corps. La présence du ganglion sphéno-palatin au niveau de la queue de ce cornet ferait pour beaucoup dans cet aspect des choses. Les travaux du Dr Legros (CHU Reims), dans les années 60, ont démontré que la stimulation de cette zone des fosses nasales entraînerait une augmentation des 17 CETO et des 17 OH stéroïdes dans le sang, qui sont des hormones sexuelles. Ainsi, auraient été traitées de nombreuses insuffisances sexuelles et notamment certaines impuissances. La présence de récepteurs hormonaux (progestérone) dans les fosses nasales a été mise en évidence. Enfin, la relation entre certaines pathologies inflammatoires du nez ou des sinus, et un certain degré de déficit hormonal chez la femme a été étudiée[17]. Nous savons tous à quel point l'odorat des femmes est accru au cours de la grossesse. L'imprégnation progestative des fosses nasales est alors massive au cours de cet évènement, saturant les récepteurs. Or, biochimiquement, la progestérone est une cousine de la cortisone, hormone provenant elle aussi du cholestérol, aux vertus anti-inflammatoires notables et connues. De nombreuses femmes porteuses de sinusite chronique ressentent une amélioration de leurs symptômes au cours de leurs grossesses. Il existe là un vaste champ d'investigations.

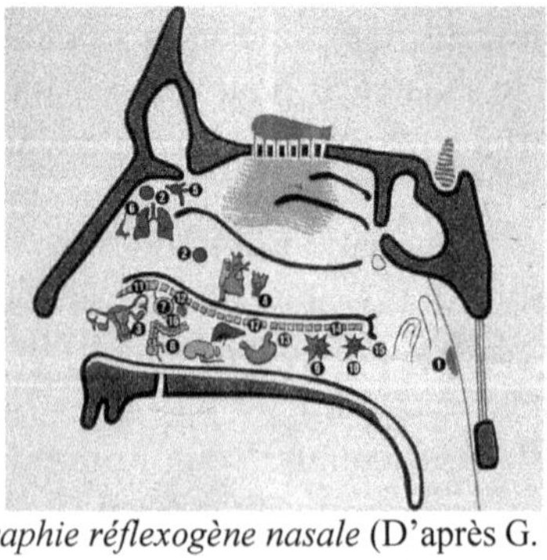

Cartographie réflexogène nasale (D'après G. Terrier).

---

[16] Cf. Terrier G., *Rhinosinusal endoscopy, diagnosis and surgery*, Zambon, 1991.

[17] Cf. Bouton V., *Hormonal disorders in chronic rhino sinusitis in female,* ERS, 1990.

* La fonction « cachette-garde-manger ».
Cacahuètes, boules de coton, morceaux de tissu, pièces de jeux et petits jouets, bonbons et gâteaux, petits bijoux… On peut tout trouver dans les fosses nasales des enfants. L'objet inséré de main innocente est le plus souvent coincé dans la muqueuse créant là une zone d'infection que les parents finissent par repérer à cause de l'odeur pestilentielle qui se dégage du nez de leur adorable marmot. Une petite pince de Politzer, un geste sûr et le tour est joué. Quelques lavages viendront enfin à bout du nez sale. Les corps étrangers insérés ou inhalés dans les fosses nasales ne s'arrêtent pas toujours dans ce couloir respiratoire. Il leur arrive parfois de pénétrer à l'intérieur des sinus eux-mêmes en transitant par les méats. C'est le cas de cette larve de mouche développée dans l'ethmoïde d'une patiente par inhalation de l'œuf au cours d'une partie de tennis, quelques mois auparavant[18].

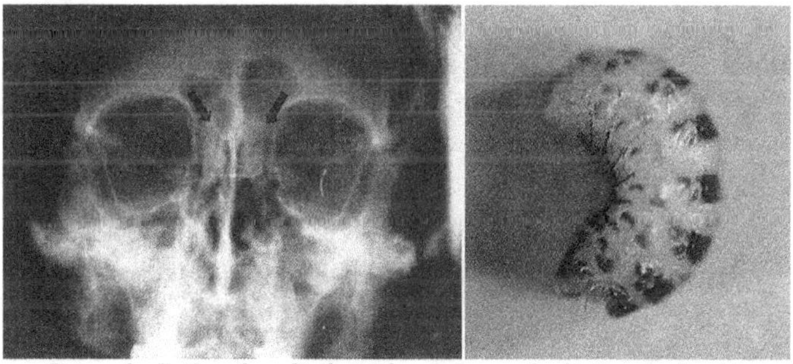

Larve de diptère dans l'ethmoïde. *Larve de diptère après chirurgie.*
Absence de patte antérieure et présence de chélicères au niveau de l'extrémité céphalique.

Le nez, en tant que spécialité médicale, ne s'est fait une place que tardivement. Le nez n'est, en effet, pas un organe vital. Quelques tumeurs spécifiques et rares engagent le pronostic vital. Ces tumeurs touchent plus électivement la profession des menuisiers et ébénistes qui connaissent ce risque inhérent à leur métier, risque tumoral reconnu au corpus des maladies professionnelles. Quelques tumeurs d'origine dentaire peuvent se développer vers les sinus, notamment les sinus maxillaires

[18] Cf. Bouton V., « Surinfection sinusienne d'origine entomologique », in *OPA pratique*, N°43, 02/1991.

(adamentinomes, cémentomes, etc.). Ces tumeurs sont rarement malignes. Les spécialistes ORL ont aujourd'hui tous les moyens pour les dépister et les traiter. Mais, c'est le plus souvent nos confrères dentistes et stomatologues, qui en ont fait le diagnostic, qui nous confient leurs patients pour une chirurgie d'exérèse dont ils n'ont pas la pratique.

Les pathologies les plus souvent rencontrées sont les pathologies inflammatoires. L'inflammation est un processus complexe (au plan biologique et biochimique) qui se résume à trois mots qu'utilisaient autrefois les médecins : dolor, rubor, calor (douleur, rougeur, chaleur). Ces trois « manifestations » se traduisent au niveau du nez par les symptômes vus précédemment. Les causes principales de ces états inflammatoires sont représentées par les infections bactériennes (streptocoque, staphylocoque, haemophilus influenzae, nesseria catharralis, etc.) et les infections virales (grippe, rhinovirus, adénovirus, etc.). Les unes et les autres ne se traitent pas de la même façon. Les infections virales ne requièrent pas l'usage des antibiotiques par exemple. Ces rhinites virales ne requièrent d'ailleurs le plus souvent aucun traitement. Quelques soins locaux sous forme d'irrigations de Proetz (technique idéale de lavage du nez), quelque médication anti-inflammatoire et/ou décongestionnante suffisent la plupart du temps à régler le problème de cette rhinite aiguë. Parfois, les infections bactériennes sont dues à l'action de plusieurs bactéries (infections pluri-bactériennes), ce qui en complexifie le traitement. De nombreuses études ont montré récemment que les bactéries infectant nos sinus se regroupent en nappes, appelées « biofilms[19] », difficiles à atteindre avec les traitements antibiotiques classiques par voie générale. Les

[19] Les biofilms sont des agrégats de microorganismes infectieux prospérant au sein d'une matrice protectrice de polysaccharides et adhérant à une surface biologique, ou synthétique. Cette communauté infectieuse est résistante aux antibiotiques et aux défenses immunitaires de l'hôte. Les biofilms ont été visualisés dans l'otite moyenne chronique, l'amygdalite, les sinusites chroniques et sur les biomatériaux. Même si leur responsabilité causale reste imprécise, ils semblent responsables de la chronicité de nombreuses infections ORL et de l'échec des traitements antibiotiques classiques.

traitements locaux, à l'inverse, semblent bien regagner de l'intérêt[20].

Parfois, les infections virales se compliquent de surinfections bactériennes, ce qui n'en facilite pas le traitement *a priori* simple. Il nous faut séparer la sinusite aiguë de la sinusite chronique. La sinusite aiguë présente un tableau plutôt dramatique en atmosphère fébrile et plutôt en période hivernale. Le diagnostic en est aisé sans même l'apport de la radiologie qui ne pourra être prescrite qu'en fin de traitement pour s'assurer de la guérison. La sinusite chronique s'assied sur un socle moins chaud, mais avec une persistance des symptômes sur une durée de 12 semaines au moins. Ici, la radiologie numérisée (scanner) trouve tout son intérêt pour préciser le développement de la maladie et son extension topographique. Parmi les causes des états inflammatoires, il nous faut relever les causes allergiques (respiratoires, alimentaires, médicamenteuses), les causes toxiques (produits inhalés d'origine professionnelle ; produits inhalés dus à la pollution ou à certaines addictions comme le tabac, la cocaïne et autres). Bien souvent, l'éviction du ou des produits responsables amène la guérison, mais ce n'est pas toujours aussi simple. Le nez est avant tout un organe d'adaptation atmosphérique. Il sera donc particulièrement sensible aux variations thermiques et hygrométriques de l'atmosphère. Notre nez fonctionne toujours

---

[20] Les bactéries pullulent dans la nature soit sous forme planctonique pour 1 % d'entre elles, soit sous forme de biofilms pour le reste, c'est-à-dire de micro-colonies prospérant au sein d'une membrane de muco-polysaccharides appelés glycocalyx. Ce type d'organisation leur permet de se défendre contre les antibiotiques grâce à trois mécanismes: le rôle protecteur de la matrice gênant la pénétration des antibiotiques ; un état de croissance ralentie qui diminue l'action d'antibiotiques comme les pénicillines, lesquels ne sont actifs que sur les bactéries en division ; le partage du matériel génétique qu'autorise le milieu protégé que constitue un biofilm. Ainsi, les mécanismes et gènes de résistance sont partagés plus rapidement. Les CMI doivent être 1 000 fois supérieures à celles capables de tuer des bactéries flottant en milieu de culture. L'utilisation d'antibiothérapie locale permet de délivrer localement des concentrations plus élevées que par voie générale, jusqu'à 1 000 fois, par exemple, sur des biofilms de staphylocoques aureus retrouvés après chirurgie endoscopique des sinus. De nouvelles thérapies pourraient être mises en œuvre: enzymes qui dissolvent la matrice ; composés chimiques bloquant la synthèse de la matrice ; antagonistes des molécules du signal microbien (« quorum sensing »), etc.

mieux lorsque l'atmosphère est chaude et sèche, plutôt que froide et humide. Cette adaptation atmosphérique concerne tout le nez, du vestibule jusqu'au cavum ou rhinopharynx, là où s'ouvre la trompe d'Eustache, véritable bronche de notre oreille moyenne. Les otites moyennes (otites de l'enfant) s'attrapent donc par le nez, via la trompe d'Eustache. Elles se traitent donc par le nez. Il ne faut jamais oublier de prescrire des soins de désinfection rhinopharyngée dans le traitement de ces otites.
Les anomalies de structure au niveau du nez et des sinus sont légion, et peuvent participer au déséquilibre de l'ensemble, qu'il s'agisse des déviations de cloison nasale de tous types ou d'anomalies touchant les cornets (notamment les cornets moyens avec en tête de peloton la concha bullosa). Mais, d'autres structures peuvent être touchées par une anomalie anatomique, innée ou acquise : l'apophyse unciforme, le cornet supérieur, voire certains sinus eux-mêmes. Le traitement, si gêne il y a, est chirurgical.
Certains états non infectieux, non allergiques et non toxiques peuvent causer des maladies du nez ou des sinus. Nous avons évoqué le stress et la sécrétion de neuropeptides à tropisme nasal. Certains troubles hormonaux peuvent aussi être mis en cause (tel que le déséquilibre œstroprogestatif chez la femme). Enfin, quelques pathologies générales peuvent fragiliser le nez au niveau de ses propres moyens de défenses immunitaires, comme le diabète ou les maladies immunodépressives.

Les moyens modernes de diagnostics sont devenus incontournables. Ils sont même devenus routiniers. Les moyens dits « anciens » gardent cependant toute leur place. Je parle des moyens cliniques, fondés sur l'interrogatoire des patients et leur examen à l'œil nu, et à mains nues. Quand, la porte du cabinet à peine refermée, un patient nous parle de perte de l'odorat et de sécrétions postérieures avec une voix nasonnée signant une obstruction nasale en nous présentant un bilan d'allergologie fortement révélateur, le diagnostic est fait et cela n'a pris que quelques secondes. Examiner le nez avec la méthode traditionnelle du miroir frontal (dit « de Clare ») et un speculum nasi (petit écarteur idoine des narines de Palmer ou de Vacher) n'apporte alors rien dans la plupart des cas. Cependant, il est des pathologies plus délicates, plus subtiles pour lesquelles cet examen quasi rudimentaire est de première importance. C'est le cas d'une obstruction nasale unilatérale. L'examen au speculum permet de trouver une déviation de la cloison nasale, une tumeur (rare) ou une anomalie de la structure des cornets. L'examen simple de la gorge nous permet de trouver un écoulement postérieur qui s'inscrit sur la paroi postérieure du pharynx ou sur ses bords latéraux, juste en arrière du pilier postérieur des amygdales, créant là un « faux pilier postérieur » typique. Parfois, un gros polype peut descendre depuis le fond de la fosse nasale jusque dans la gorge, où il est repéré à l'oeil nu, comme il peut aussi parfois, en avant de la fosse nasale, apparaître comme « accouché » par la narine. L'examen du cou par palpation nous permet de rechercher des ganglions qui signent soit un problème inflammatoire chronique, soit une surinfection, soit l'extension lymphatique d'une tumeur (rare). L'examen des oreilles nous montre l'aspect des tympans qui sont révélateurs parfois d'une obstruction profonde du nez, bloquant la trompe d'Eustache. Les moyens modernes font appel à la fibre optique et à l'imagerie numérisée, c'est-à-dire le scanner, qui sont venues remplacer les anciennes tomographies d'interprétation difficile et les radiographies dites « standard » qui ignorent le plus souvent le massif ethmoïdal, clé de voûte du système sinusien antérieur. Dans le passé, il fallait savoir se contenter de la rhinoscopie antérieure guidée par la lumière frontale du miroir de Clare à travers un écarteur à narines. La diaphanoscopie, réalisée grâce à une lampe buccale, permettait alors de lever le doute sur la présence de pus dans les sinus maxillaires, pus qui pouvait aussitôt être évacué par ponction au fauteuil de consultation.

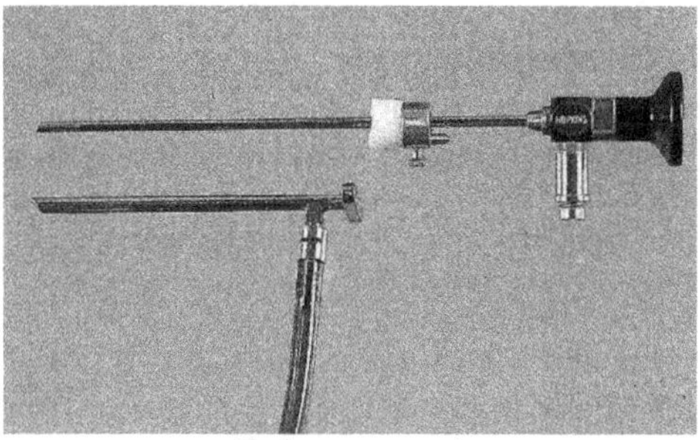

Endoscope nasal.

La fibre optique permet de pénétrer visuellement à l'intérieur des fosses nasales comme on pénètre dans un tunnel avec une lampe de poche. Indolore ou presque, ne provoquant tout au plus qu'une sensation de chatouillement, le passage de cette fibre optique est réalisé sans la moindre anesthésie, sauf dans certains cas difficiles (forte déviation septale, par exemple) ou chez certains patients craintifs, angoissés ou pusillanimes. Elle permet de visualiser l'ensemble des structures intra-nasales, notamment les fameux méats qui sont les zones « fonctionnelles » des sinus, c'est-à-dire les zones où les sinus exercent leurs fonctions d'auto-aération et d'émonctoire (vidange) de leurs propres sécrétions. C'est là qu'apparaissent en premier les dysfonctionnements des sinus : présence de pus traduisant l'infection, présence de polypes traduisant l'inflammation chronique. En effet, les polypes sont un signe, pas une maladie.

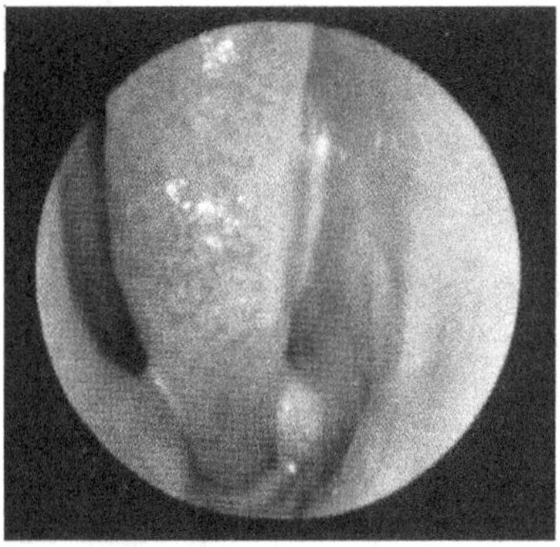

Pus au méat moyen traduisant une sinusite aiguë purulente.

Ainsi, on admet qu'il existe aujourd'hui des polyposes nasales, ce qui signifie que le polype est une sorte de masque derrière lequel se cache une maladie. Le spécialiste rhinologiste devra faire tomber le masque pour reconnaître la maladie en cause, pour reconnaître son visage et savoir enfin « qui » se cache derrière cette polypose. La fibre optique, souple de préférence (les fibres rigides sont peu recommandées pour l'examen clinique, car plus douloureuses. Par contre, elles sont utilisées de façon exclusive en chirurgie du fait même de leur rigidité), pourra être poussée en arrière vers le pharynx (pour examiner les trompes d'Eustache notamment), puis plus bas vers le larynx, au cours de la même manœuvre diagnostique, pour un bilan complet des voies aériennes supérieures.

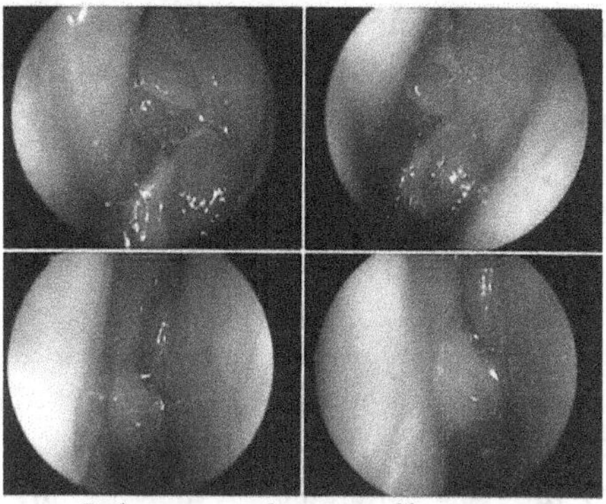

Polypose nasale vue au fibroscope.

Le scanner a révolutionné l'approche diagnostique dans tous les domaines de la médecine, dans tous les territoires, même les plus reculés. Il permet de voir ce que l'œil humain, même armé de fibre optique ou de microscope, ne peut pas voir. Il permet ainsi de faire un bilan topographique des affections sinusiennes, dans le champ qui fait l'objet de ce pensum, bien sûr. Il est devenu, avec le temps, une aide indispensable, non seulement pour le diagnostic, mais aussi pour la chirurgie.

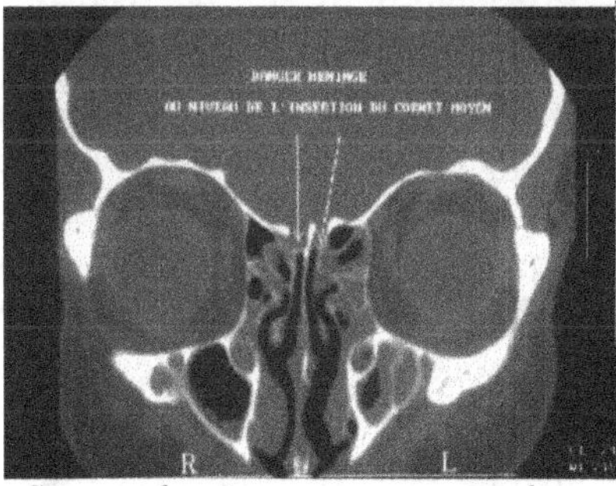

Scanner des sinus en coupe coronale.
Sinusite maxillo-ethmoïdale.

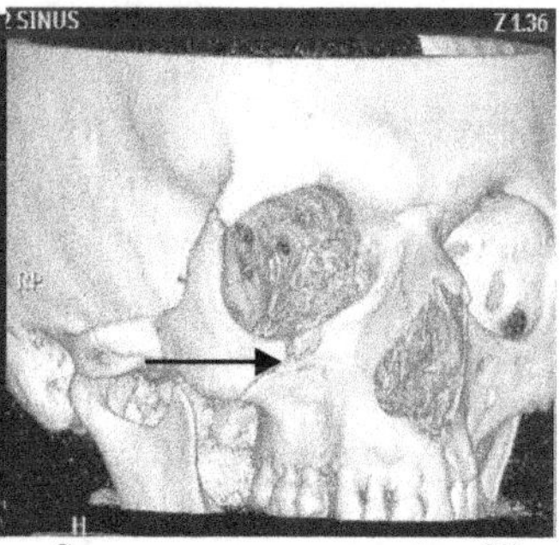

Scanner en reconstruction 3D.
Fracture de l'os malaire.

L'IRM, ou imagerie par résonnance magnétique, a peu d'utilité dans la pathologie sinusienne, sauf en cas de suspicion de tumeur, ou en cas de récidive d'une polypose nasale déjà opérée, afin de faire la distinction entre les tissus cicatriciels

(inoffensifs) et les tissus inflammatoires dus à la récidive pathologique. Avec ces « armes » nouvelles, on peut dire aujourd'hui qu'aucune pathologie rhino-sinusienne n'échappe aux spécialistes qui sauront ne pas hésiter à en faire la prescription au moindre doute. Paul Poncet, mon maître de l'Institut Curie et de l'hôpital Saint-Joseph à Paris, disait : « *En cas de doute je ne m'abstiens pas* ! » Il avait raison. C'est lui qui m'a appris la chirurgie des sinus par voies externes, et notamment la technique de De Lima qui n'utilisait pas les endoscopes et gagnait les espaces sous-crâniens à l'aide de lumières extérieures, la main du chirurgien faisant ombre. Ce temps-là, d'une « chirurgie à l'aveugle », est révolu.
A ces moyens de diagnostic locorégional, doivent bien sûr s'associer les moyens généraux : examen clinique, examens biologiques notamment et appels aux autres spécialistes que sont notamment les allergologues en cas de suspicion de pathologie allergique.

Les thérapies médicales ont, elles aussi, beaucoup évolué. Si les grandes molécules de base que sont les antibiotiques et la cortisone n'ont peu, ou pas, progressé en 30 ans (à l'exception des fluoroquinolones), leur utilisation a beaucoup changé du fait de l'amélioration des dosages et des posologies. Un nombre incalculable d'études scientifiques et de méta-analyses leur a été voué, précisant les champs d'efficacité de tel ou tel. Mais, en matière de traitements médicaux des maladies sinusiennes, nous ouvrons une véritable boîte de Pandore. On trouve tout, ou presque, dans cette boîte : des fumigations à l'urinothérapie, des incantations divinatoires à la psychothérapie de libération, des lavages et cautérisations jusqu'aux cures thermales, des anxiolytiques aux anti-leucotriènes, des anti-histaminiques à la corticothérapie locale. Tout ou presque a été tenté avec plus ou moins de logique, d'esprit scientifique, voire de raison. Avec aussi plus ou moins de bonheur. Car, dans sa volonté de traiter la ou les causes des maladies naso-sinusiennes (il n'est pas interdit en effet de faire une rhinite allergique tout en étant porteur d'une déviation de cloison), le rhinologiste s'est trouvé coincé devant l'impossibilité de les identifier. Il y a peu de temps en effet que l'on connaît les infections à biofilms, notion qui révolutionne l'usage des antibiotiques notamment. En matière d'allergie, nous ne savons détecter qu'une quarantaine d'allergènes respiratoires, par tests sanguins ou cutanés, alors qu'il en existe probablement plusieurs dizaines de milliers dans l'air que nous respirons. La relation chiffrée doit être, à peu près, la même qu'avec les odorivecteurs. Ainsi, à défaut de pouvoir traiter les causes, les rhinologistes vont le plus souvent se contenter de traiter les conséquences des maladies et notamment l'obstruction nasale. C'est ainsi que l'on a vu apparaître de nouveaux moyens chirurgicaux, comme le débrideur, remplacer les anciens moyens de polypectomie (ablation des polypes) qu'étaient les serre-nœuds (comme celui de Lermoyer). On a vu aussi apparaître le LASER, en applications sur les polypes, puis sur les cornets, puis disparaître comme le coblateur, instrument qui devait réaliser une sorte de cuisson basse température de la muqueuse des cornets pour éviter sa congestion gênante. Or, n'est-il pas étonnant que la chirurgie des polypes apporte, dans près de 60 % des cas, une guérison de la maladie sans en avoir traité la ou les causes ?

* Les thérapies chirurgicales ont pris le plus souvent leur place après les thérapies médicales, quand ces dernières ont échoué dans leur tentative. Parfois, la chirurgie aura la première place quand on sait la médecine inutile ou inefficace. Ainsi, devant une maladie inflammatoire (comme une allergie), on laissera le plus souvent la chirurgie de côté, alors que dans une maladie obstructive par anomalie de structure, on laissera toujours la médecine de côté. La chirurgie a donc quitté les abords externes trans-faciaux transcutanés d'autrefois, sauf dans le cas de certaines tumeurs comme le papillome inversé, abords qui laissent souvent de bien vilaines cicatrices sur le visage, pour s'aventurer, puis s'installer dans la voie d'abord intra-nasale, c'est-à-dire à travers les narines elles-mêmes, espace quasi-microscopique qui révèle la dextérité des chirurgiens d'aujourd'hui. Ces derniers ont d'autant plus de mérite qu'ils n'opèrent qu'avec une main, l'autre main étant dévolue au port de l'endoscope, c'est-à-dire de la source d'éclairage à l'intérieur du nez. Cette chirurgie dite endoscopique a vu sa pratique croître et embellir dans les années 70-80, sous la poussée de l'industrie qui améliorait, d'année en année, la qualité des endoscopes chirurgicaux, facilitant le geste opératoire intra-

nasal et son enseignement. Cette technique délicate récente s'est banalisée et sécurisée aujourd'hui après un engouement que les pionniers, dont j'ai fait partie, ne nieront pas et n'oublieront jamais. Je ne veux pas oublier non plus un aspect fondamental de l'évolution de notre chirurgie : l'anesthésie. Celle-ci a développé l'usage de ses drogues et de ses moyens de surveillance des fonctions vitales à un niveau tel que le confort opératoire du chirurgien est devenu total entraînant une parfaite sérénité du geste opératoire.

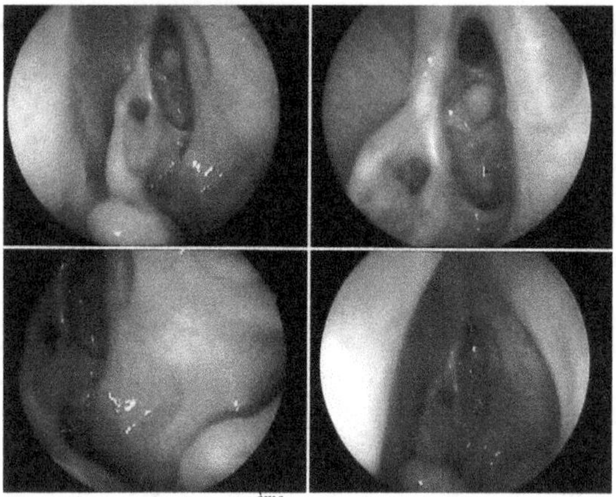

Contrôle endoscopique au 12ème mois d'une polypose nasale opérée.

Quelques mots au sujet de cette chirurgie. Il est du devoir du chirurgien de prévenir le patient, futur opéré, des tenants et des aboutissants de l'acte opératoire intra-nasal. C'est ce que l'on appelle le consentement éclairé. L'anesthésiste devra faire de même pour ce qui concerne son acte propre. Cette chirurgie bénigne et non délabrante présente des risques hémorragiques, comme toute chirurgie. Plus spécifiquement, elle présente des dangers liés à la proximité d'organes de voisinage, organes nobles que sont les globes oculaires, le cerveau et ses enveloppes méningées, le nerf optique et les artères de la base du crâne (carotide interne, pédicules ethmoïdaux antérieur et postérieur). Le geste chirurgical peut toucher l'un de ces organes, ce qui n'est pas forcément une faute. Le malade doit donc en être prévenu et l'opérateur doit être en mesure de prendre en charge le traitement de ces éventuelles complications[21]. Pour en limiter la fréquence, un système opératoire de repérage anatomique en temps réel a été mis au point. Cela s'appelle la « navigation » qui informe le chirurgien en permanence de sa position exacte sur écran de télévision grâce à un couplage entre scanner-live et instruments de chirurgie.

* Quelques conseils. Avoir un nez propre est la condition indispensable à son bon fonctionnement. Bien se moucher d'abord et apprendre aux enfants à le faire tôt. Bien se laver le nez ensuite et apprendre aux enfants à le faire tôt. Peu importe le moyen utilisé : eau salé, sérum physiologique. Le produit le plus simple est souvent le meilleur en sachant que le nez est un organe autonettoyant (mucus) et que le mouchage est le meilleur moyen de l'aider. Les recettes de produits lavants sont multiples : industrielles, magistrales (préparations pharmaceutiques sur prescriptions médicales), artisanales ou familiales.

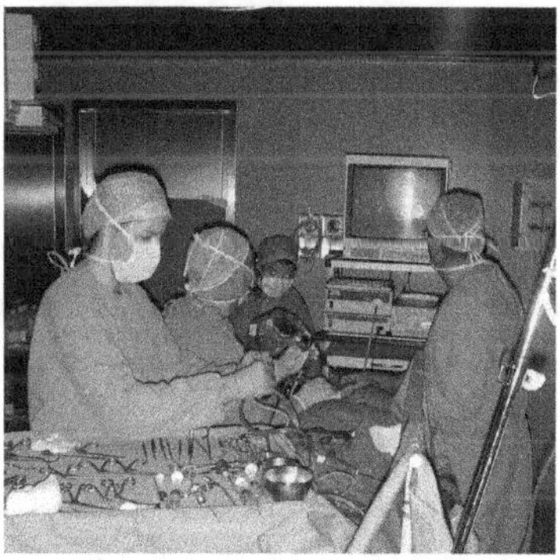

Chirurgie endoscopique des sinus. Salle d'opération.

Sachez protéger votre nez du froid par un cache-nez en hiver et le protéger du chaud, et du sec par un même cache-nez en été, ce que les Bédouins et autres habitants des déserts ont bien compris avec l'usage exemplaire qu'ils font de leurs chèches ou de leurs foulards. Protégez votre nez de l'eau chlorée des piscines par le port d'un pince-nez ou d'un masque de plongée.

[21] Cf. Bouton V. & Sanson J., « Plaie méningée au cours de la chirurgie ethmoïdale : traitement endoscopique par colle chirurgicale », in *Acta Oto-rhino-laryngologica belgica*, 1991 ; 45, 319-322.

Sachez bien vous alimenter et notamment avec des aliments riches en fer (le fer est le carburant des macrophages, ces globules blancs qui sont les premiers à nous défendre sur les sites d'infection). En matière d'alimentation, je peux recommander aussi les aliments riches en vitamine A, vitamine protectrice de la peau et des muqueuses respiratoires (ces deux tissus humains sont presque jumeaux et proviennent tous deux de l'ectoderme embryonnaire), vitamine A que l'on trouve dans le beurre frais, les légumes (et plus particulièrement, la carotte, car le carotène qu'elle contient est une provitamine A), les fruits, fruits noirs en particulier (myrtilles, mûres, cassis), l'avocat. A vous de chercher les autres sources de vitamine A qui est un gage de beauté et de bonne vision nocturne. Protégez votre nez en toutes circonstances susceptibles d'entraîner une maladie naso-sinusienne ou générale (poussière, vent de sable, épidémie grippale, métier en milieu pollué, etc.). Evitez les « gouttes » et les « sprays » qui assèchent le nez, et gênent la formation, et l'écoulement naturel du mucus protecteur. Je ne citerai pas de nom de spécialités. Evitez de mettre les doigts dans votre nez. Cela peut entraîner l'apparition de petites zones d'infection du vestibule nasal (rhinite vestibulaire) douloureuses et difficiles à traiter. Une seule personne est habilitée à mettre le doigt dans votre nez et c'est votre ORL à qui je rends hommage à travers ces lignes et au Dr Robert Leroux qui donne dans son opuscule de 1913 quelques recommandations d'hygiène[22].

« *Hygiène. Ce qu'il ne faut pas faire :*

I.- Lavages à l'eau pure.

II.- Lavages d'avant en arrière et sous pression.

III.- Détacher les mucosités desséchées avec l'ongle.

IV.- Se moucher fortement en pressant simultanément les deux narines.

V.- Employer des médicaments au menthol, surtout chez l'enfant où ils peuvent être mortels.

Ce qu'il faut faire :

I.- Employer de l'eau bouillie, tiède et salée (7gr. par litre).

II.- Humage avec la main comme récipient, ou douches rétro-nasales avec une canule spéciale.

---

[22] Cf. Leroux R., *Mémento pour les maladies du nez, de la gorge et des oreilles*, imprimé par Pigelet et fils, Paris, 1913.

III.- Pour nettoyer le vestibule du nez, employer de l'huile de vaseline stérilisée ou de la vaseline boriquée en tube. Introduire dans la fosse nasale, horizontalement et par un mouvement de vrille, un tortillon d'ouate aseptique.
IV.- Se moucher doucement, chaque côté séparément, en comprimant le côté opposé.
V.- N'employer pour désinfecter le nez que la vaseline boriquée, l'huile résorcinée avec la seringue de Marfan, le malade étant placé horizontalement, ou l'huile goménolée avec le pulvérisateur à huile, les inhalations. »
Pour conclure ce chapitre très technique, je laisse la parole au Dr Pierre Rouvier, rhino-chirurgien de renom qui a transmis son savoir à de nombreux confrères : « *Il n'en demeure pas moins que ventilation et drainage resteront toujours les deux fonctions indispensables à une bonne physiologie sinusienne, et qu'il nous faudra encore et toujours aérer ce qui est confiné et drainer ce qui est en rétention. Reste à dépister et authentifier l'obstacle, à prouver sa responsabilité et à apprécier son irréductibilité au traitement médical pour décider d'un geste chirurgical radical ou fonctionnel, et ce n'est pas simple ! Question de bon sens probablement ! Question d'éducation certainement*[23] *!* » Question de respect de l'histoire également, car la libération des voies naturelles et le drainage des apostèmes ont été le souci de nos prédécesseurs depuis l'Antiquité en passant par Galien, par Guy de Chauliac, Ambroise Paré, les médecins de Louis XIV et ceux de Napoléon comme le baron Boyer. Nous sommes les héritiers de procédures millénaires dont la justesse précoce apparaît admirable. Depuis, les moyens mis en œuvre ont juste changé.

---

[23] Cf. Rouvier Pierre, « A propos de rhino-chirurgie », in *La Lettre d'oto-rhino-laryngologie et de chirurgie cervico-faciale*, n° 80, 1989.

Le point de vue des patients

De courtes histoires de nez

Ce que je veux conter ici, c'est tout ce que j'ai appris de la part des patients qui ont traversé ma vie. Je souhaite conter leur trace, leur empreinte, leur cicatrice en moi. Leurs propres histoires de nez. Que l'anecdote serve l'histoire ou devienne l'histoire, c'est selon. Précise et non plus générale, épistémologique. Une histoire vécue. La grande majorité d'entre eux est venue me consulter pour des problèmes de nez et de sinus, et c'est en fouillant dans leurs cavités respiratoires que j'ai appris à les connaître. Ainsi, la relation interpersonnelle, fondée sur une demande technique initiale, s'est transformée en une sorte de connivence limitée à mon lieu d'exercice sans jamais outrepasser cette limite géographique. Une amitié forte, limitée dans le temps et dans le lieu. Par le nez, j'ai découvert l'homme. Grâce aux narines de mes patients, je suis entré, avec le souffle, dans le tissu humain de tous ces malades. Je suis moi-même devenu un être humain.

*

Qu'importe l'ivresse pourvu qu'on ait le flacon !

Le patient, qui me fait face, est un bonhomme du terroir bourguignon, un viticulteur. Il vient me consulter sur la recommandation d'un de ses amis, œnologue de son état, un ancien patient, opéré voilà quelques années par mes soins. Qui est-ce?

- Mais si, Docteur, c'est un ami, l'œnologue du château Sacindo-Millet !

En un clin d'œil, la mémoire fait son travail de recherches et, soudain, je me revois alors, quelques années en arrière, dans cette situation cocasse que je me dois de vous narrer. Ce patient œnologue souffrait d'un trouble de l'odorat, causé par une sinusite chronique. Il décrivait même la perception de mauvaises odeurs semblables à celles de croûtes de fromage, de pieds sales, bref toute une série de vocables aptes à me décrire son enfer nasal. Pour un œnologue, me disais-je, la situation est plutôt défavorable. Comment sélectionner des vins, faire des tris de cépages, émettre même le moindre avis sur un produit dont l'essentiel est fait de propriétés olfactives ? Ce patient œnologue sentait des pieds dans son nez. Il en était fort gêné, son instrument de travail étant devenu inopérant à cause de sa maladie sinusienne. Je réussissais donc à l'en guérir. Notons, en toute modestie, qu'avant mes soins, cet homme travaillait pour un château du Médoc à la réputation moyenne et aux tarifs modestes. On imagine sans peine, en effet, comment, à cause de sa maladie de sinus, mon œnologue devait pousser la note olfactive des vins du dit château, qui devaient ainsi se rapprocher plus des grenaches ou des syrahs que des merlots, ou des petits verdots. Bref, il faisait des vins forts et puissants, capables d'être sentis par lui, c'est-à-dire capables de surpasser l'odeur de la croûte de fromage. Rien à voir avec ce qu'il est advenu après sa guérison. Son odorat ayant recouvré sa subtilité discriminatoire et critique, le vin du château a progressé pour devenir aujourd'hui un des meilleurs vins du Médoc et l'un des plus chers. Lors de notre consultation de contrôle, un samedi matin, à un an de la chirurgie, mon œnologue s'est assis en face de moi, l'air ravi. Il me dit tout le bien qu'il pensait de son nouvel odorat et de la joie qu'il avait à faire fonctionner son instrument de travail. Il a déposé alors sur mon bureau un panier de six bouteilles.

« - Docteur, dégustation !

- Mais, Monsieur, c'est impossible, pas maintenant, j'ai encore 7 patients à voir d'ici la fin de la matinée…

- J'attendrai. Ce n'est pas grave. Je vous avais promis une petite leçon d'œnologie, vous l'aurez, aujourd'hui. Téléphonez donc à votre épouse de mettre une ou deux petits quiches au four : une quiche au saumon pour les blancs et une quiche lorraine pour goûter les rouges. Qu'elle prépare deux ou trois morceaux de fromages : pâte crue, pâte cuite et pâte persillée. Dites-lui aussi de sortir tout ce que votre trousseau de mariés compte de verres à vin, les grands, les petits, les flûtes à champagne. Tout.

- Vraiment ?

- Mais oui, cela fera partie de la leçon.

Ce qui a été fait. Mon épouse a vu donc arriver vers treize heures, son mari, l'air penaud, et un escogriffe en salopette avec ses bouteilles, et son sourire charmeur. Elle nous a installés dans la salle à manger où trônait une quarantaine de verres. Notre hôte a fait son choix, a éliminé les verres à moutarde venant de la cuisine. Je soupçonne mon épouse de les avoir malicieusement ajoutés pour faire plus cossu, ou par dérision. Il a ouvert les six bouteilles.
- Vous n'allez pas boire tout ça, a interrogé mon épouse affolée.
- Non, pas boire, chère Madame, goûter voyez-vous, simplement goûter. D'ailleurs, vous vous joindrez à nous. Le nez des femmes est différent de celui des hommes et il sera intéressant de constater cette différence physiologique.
Il y avait une Côte-Rôtie, deux Pouilly, un Condrieu et deux Bordeaux rouges dont un Graves et un Margaux. Mon œnologue de patient a vérifié tous les bouchons et s'est assuré d'abord qu'aucun des vins n'était bouchonné. Première leçon. Puis, il a commencé à verser les vins dans différents types de verres, expliquant que l'évasement du col laissait s'échapper les arômes alors que l'arrondi rentrant les laissait revenir. Deuxième leçon. Les arômes forts s'évaporent en premier, ceux qui sont à la surface, plutôt gras, car plutôt moins bien dilués que les sucrés, sont mieux intégrés au milieu liquide. Avec les arômes gras apparaissent les acides, car c'est sous une forme d'acide gras que les graisses s'incorporent au liquide. Donc, ne pas s'arrêter au « premier nez ». Troisième leçon. Mais, ce nez donne sa définition au vin, il est l'expression du cépage, de la vinification, du terroir. C'est un nez de reconnaissance.
- Par exemple, Docteur, sentez-moi ce Pouilly !
- Oui ?
- Que sentez-vous ?
- Pas facile !
- Laissez-vous aller, comme un enfant, ne construisez rien à partir de votre connu olfactif. Laissez venir les mots.
- Peau d'orange !
- Vous y êtes presque !
- Pamplemousse !
- Encore un effort de précision.
- Peau de pamplemousse.

- Voilà, vous y êtes. De façon plus générale, on parle de nez d'agrumes frais. Ce nez définit notre Pouilly. Sentez-le dans un verre évasé et dans un verre à bords arrondis en dedans.
Je m'exécutais, mon épouse de même.
- Rien dans le premier !
- Voilà. Importance du verre ! Maintenant, goûtez-le doucement en laissant l'air de la bouche se mélanger au liquide pour aérer le vin en bouche et le rendre moins concentré, afin de ne pas saturer vos bourgeons gustatifs d'une part et laisser monter les arômes vers le nez par le fond du pharynx.
- La « rétro-olfaction » ?
- Exactement. Vous savez que le goût ne discrimine que le doux et l'amer, le salé et le sucré ?
- Oui, bien sûr, c'est un peu mon métier de savoir cela.
- Je ne voulais pas vous froisser Docteur. Donc, c'est par rétro-olfaction que vous allez faire l'analyse de ce vin. Allons-y avec ce Pouilly. Nous avons dit un nez d'agrumes frais. Que dire de sa bouche ?
- Pas facile encore une fois, dis-je. Amertume contenue…
Je jetais un oeil à mon épouse qui ne sortait pas le nez de son verre et n'osait croiser mon regard.
- Non, non, pas de structure, ni de conclusion ! dit notre professeur.
Un goût simple. Dites ce que vous avez en bouche, quelque chose de primaire. De la craie, de l'encre, des fruits rouges que sais-je ?
- Un caillou, j'ai l'impression de sucer un caillou, dit mon épouse qui s'amusait de cette expérience inédite.
- Parfait, vous y êtes. Comment est ce caillou? Doux? Amer ?
- Astringent, ajouta-t-elle.
- C'est parfait. C'est la définition même de la bouche de ce Pouilly : pierre à feu. Une bouche de « pierre à feu ».
Leur petit jeu m'indisposait. J'avais l'impression de rester sur la touche.
- Mais, il n'y a pas que cela, dis-je frustré.
- Non, il n'y a pas que cela. Ce qui s'ajoute à la bouche principale, ce sont les notes : notes minérales, végétales ou animales.

- La note minérale est dans la bouche de « pierre à feu ». C'est une autre note plutôt végétale, qui complète ce vin, a confirmé mon épouse.
- Définissez mieux cette note végétale. Boisée, fruitée ou florale ?
- Florale, dis-je.
- Parfait, nous y sommes. Approchez-vous de ces fleurs et précisez-les.
- Fleurs jaunes ou rouges ?
- Non, soyez plutôt dans la saison. Printemps, été ou automne ?
- Printemps, muguet, ai-je conclu. Définitivement.
- D'accord avec toi, a confirmé ma femme
- Vous y êtes tous les deux. Bravo. Résumons : nez d'agrumes frais ; c'est un blanc mono-cépage, un chardonnay. Toutes ses caractéristiques sont énoncées. Maintenant, laissez-vous aller « au boire » simple.
Nous avons attaqué ensuite le second Pouilly, élevé sur le versant opposé de la colline où était élevé le premier. Après la définition du cépage, nous avons eu une leçon sur la définition du terroir. Vers quatre heures de l'après-midi, nous avions jugé le Côte-Rôtie et nous attaquions les Bordeaux qui s'aéraient depuis plus de deux heures. La démonstration a été magnifique. Le « genou » du vin, les coloris indiquant son âge, l'assemblage des différents cépages, les notes boisées des tanins, l'âge des fûts, le « fumé » du merlot, les « fruits rouges » du cabernet franc, la garde, les plats à servir avec tel ou tel vin. Nous avions dévoré les quiches et tout ce que la maison contenait de fromages quand mon épouse m'a fait remarquer qu'elle avait déclenché une rhinite terrible depuis la dégustation des Bordeaux rouges.
Notre œnologue en a été fort marri.
- Ce sont les sulfites, lui dis-je.
- Les sulfites peuvent déclencher une rhinite ? m'a-t-il demandé.
- Eh, oui ! Par un phénomène allergique au niveau de la muqueuse nasale.
- Je comprends, nous dit-il, pourquoi les vins destinés à l'exportation outre-Atlantique ne doivent contenir aucun sulfite.
- Mais, à quoi servent donc les sulfites dans les vins de Bordeaux ? demandai-je.

- Ah, Docteur. On « soufre » le vin pour améliorer sa conservation et stopper sa maturation. Avec de la fleur de soufre, simplement.
- Je me contenterai désormais de ne boire plus que des vins blancs, a tempêté mon épouse le nez dans un mouchoir.
- Il nous reste le Condrieu. Vous allez être gâtée, glissa malicieusement notre spécialiste. Auriez-vous un petit gâteau au chocolat pour l'accompagner ?
Et, c'est sur cette note splendide qu'ont pris fin nos agapes imprévues.
- Mais, les vins blancs sont eux aussi traités à la fleur de soufre qui se transforme aussi en sulfites. Tu n'as pas de chance », soufflai-je à mon épouse du coin des lèvres. Il était dix-huit heures. Ce soir-là, nous avons sauté le dîner

*

Psychologie transgénérationnelle.

Il est plutôt petit, le visage rond et poupin, les cheveux courts avec une frange sur le front, nez aquilin. Un portrait de Napoléon jeune, après que Bonaparte ait laissé la place à l'Empereur. Nous réglons ensemble nos petits problèmes médicaux, prenons une date pour la petite intervention chirurgicale que justifie son état de santé et nous bavardons quelques minutes, le temps de remplir les papiers administratifs… Et, pendant ce temps, il me parle de Napoléon. Il détaille sa passion pour l'histoire du Premier Empire et pour la personne même du Corse le plus célèbre, sa collection d'objets, de costumes, de lettres, de livres, etc. Bref un musée à lui seul avec une préférence pour les faïences de l'époque. Sa passion l'emmène de brocantes en foires, de ventes aux enchères en antiquaires. Une large partie de ses revenus est engloutie par cette passion qui impose sa loi aux vacances et aux loisirs. Nous nous retrouvons quelque temps plus tard, au bloc opératoire et nous bavardons encore de Napoléon avant que l'anesthésiste ne commette ses basses œuvres en endormant mon homme. Mais, ce que nous raconte ce vieux briscard de l'Empire laisse notre « pousseur de seringues » interloqué, la main en l'air, immobile. Ce patient s'est déplacé, il y a peu, à Fontainebleau, pour une vente aux enchères où était mis en

vente un mouchoir ayant appartenu au comte Bertrand, compagnon fidèle de l'Empereur, fidèle jusqu'à Sainte-Hélène.
« - Je l'ai raté de peu, nous dit notre opéré encore vigilant malgré sa prémédication neuroleptique.
- Ah, bon ! répondent en chœur toutes les personnes présentes.
- Je suis monté jusqu'à trois mille six cents euros, mais il est parti à quatre mille six cents.
- Quatre mille six cents euros pour un mouchoir ! répliquent les quatre personnes à côté. Comment peut-on s'intéresser à ce genre de choses ?
- Un mouchoir au point de Valenciennes, ayant appartenu au général Bertrand, un mouchoir qui a peut-être servi à l'Empereur !
- C'est idiot d'avoir manqué cela pour mille petits euros, dit enfin l'anesthésiste sorti de sa torpeur. Je vous vends mon paquet de mouchoirs jetables pour moins que ça. Je vous endors… Allez, faites de beaux rêves !
- Ça n'est pas grave, nous dit notre homme que Morphée emportait, je ne perds jamais de vue un seul objet de cette période, je les suis à la trace. Un jour ou l'autre, j'aurai ce mouchoir… Je l'aurai ! Un jour, je l'aurai !
Et il bascule dans le sommeil.
Le lendemain, j'effectue ma visite aux opérés et passe dans la chambre de notre fidèle napoléonien. C'est un 8 mai et j'ai tout mon temps. L'opération s'est bien déroulée.
Mon patient est frais et dispos pour sa sortie. Je le trouve assis dans son lit, en train de lire la revue *Napoléon Ier*. Il arbore fièrement sa médaille, un Napoléon en argent massif, qui ne le quitte pas depuis l'âge de sept ans. Au dos, figure l'aigle de la victoire de Friedland.
- Friedland, Docteur, c'est le nom de mon site Internet !
- Ça ne m'étonne pas, dis-je. Mais, parlez-moi encore du comte Bertrand, dont vous vouliez acquérir le mouchoir, avec lequel vous nous avez laissés en plan hier, au moment de vous endormir, avant votre opération.
- Parfaite votre opération, Docteur. Je n'ai aucune douleur.
- Merci, Monsieur… Mais, Bertrand ?
Le bonhomme ne se fait pas prier.
- Bertrand a accompagné l'Empereur partout, de l'île d'Elbe à Sainte-Hélène. Dans son testament, l'Empereur lui cède cinq

cent mille francs et il est l'un des premiers bénéficiaires à être cité dans le legs de Napoléon. Mais mieux, ce fidèle parmi les fidèles reviendra à Sainte-Hélène en 1840, dix-neuf ans après la mort de son maître pour transférer sa dépouille sur notre continent selon les ordres de Louis-Philippe.
- Et alors ?
- Alors, le cercueil qu'il a découvert dans la tombe de Sainte-Hélène n'était pas celui qu'on y avait déposé dix-neuf ans plus tôt.
Je n'en croyais pas mes oreilles.
- Comment pouvait-il le savoir ? poursuivais-je.
- Mais, Docteur, Bertrand était présent à l'inhumation de l'Empereur, en mai 1821. Les « bricoles », ces grandes lanières qui servent à descendre le cercueil, n'étaient pas dessus, comme le veut la loi de la chute des corps, mais sous le cercueil, et, mieux, le croisillon de bois sur lequel reposait le cercueil n'était plus là. Le cercueil de 1840 reposait à même le sol.
- Substitution ?
- Probablement. Mais, tout cela est véridique et consigné dans le procès-verbal signé par les témoins présents en 1840, témoins qui accompagnaient Bertrand, c'est-à-dire Marchand, un autre fidèle de l'Empereur, et le comte de Joinville, le fils de Louis-Philippe.
Je trouvais tout cela un peu fort, mais souhaitais en apprendre encore plus.
- Vous en savez des choses… Mais, quid du premier cercueil, celui de 1821?
- Oh! Docteur, vous me poussez loin. Vous avez, j'espère, quelques minutes.
- Mais oui, nous sommes le 8 mai et rien ne me presse. Continuez.
- En 1828, Sir Hudson Lowe, le gouverneur de Sainte-Hélène et garde-chiourme de Napoléon lors de sa détention à Longwood, revient à Sainte-Hélène, sept ans après la mort de l'Empereur des Français. Pendant ce temps, de 1821 à 1828, Sir Hudson a exercé les fonctions de gouverneur de Ceylan et c'est lors d'un retour en Angleterre, après un long séjour sur cette île, qu'il revient à Sainte-Hélène pour y reprendre le corbillard qui a porté le corps de Napoléon vers sa dernière demeure.

- Ou plutôt vers son avant-dernière, dis-je, passionné. Visiblement la dépouille impériale va vivre encore quelques tribulations.
- Et comment ! On pense que Hudson Lowe n'aurait pas ramené que le corbillard en Angleterre, mais aussi la dépouille elle-même.
- Aucune preuve, bien sûr…
- Aucune, mais beaucoup de suspicions !
- Pourquoi ?
- Parce que le corps présent dans la tombe, lorsque Bertrand, Marchand et Joinville reviennent en 1840, ce corps n'est pas celui de Napoléon.
- Ah bon !
- Je vous ferai parvenir le dossier de l'enquête complète, Docteur. Vous aurez ainsi tous les détails.
- Mais qui était à la place de Napoléon, dans la tombe ouverte en 1840 ? Un personnage présent sur l'île en 1821 ?
- Cipriani !
- Qui ça ?
- Cipriani, un fidèle de Napoléon, que certains considèrent comme un traître. Corse comme Napoléon Bonaparte, Cipriani a été abandonné tout jeune enfant et recueilli, puis élevé par Madame Mère, Laetizia Bonaparte. Une sorte de frère de lait de l'Empereur. Il est mort et enterré sur l'île de Sainte-Hélène, empoisonné à l'arsenic. Empoisonné ou suicidé.
- Lui aussi ? dis-je interloqué. Je croyais que Napoléon avait été lui aussi empoisonné à l'arsenic.
- Si les analyses ont été faites sur le corps retrouvé en 1840, celui de Cipriani, elles sont justes. La vraie question est bien de savoir où est passé le corps de l'Empereur ?
- C'est Hudson Lowe qui détient la réponse, je parie. A-t-on une idée de l'endroit où il aurait fait déposer la dépouille de Napoléon ?
- On suppose sous une dalle anonyme, dans la basilique de Westminster.
- Non ! Napoléon serait enterré là ? Chez ses ennemis ? C'est incroyable !
- J'admire toutes vos connaissances. Mais, d'où vous vient cette passion pour le Premier Empire ?

- Je ne sais pas. Ni de mes parents, ni de mes éducateurs. A l'âge de sept ans, j'étais déjà féru de Napoléon. Quand j'ai quitté la maison de mes parents à l'âge de sept ans, pour des raisons que je tairai, je suis parti avec seulement un livre sur l'Empereur et la médaille en argent que vous voyez là. C'est tout.
- Une sorte de prédestination ?
- Vous croyez à cela, Docteur ?
- Je n'en fais pas un objet de foi, mais certains faits, certains signes ont la vie dure et ne peuvent pas être évacués d'un revers de manche. Certaines dates, certaines répétitions de phénomènes, certains destins… J'observe sans conclure…
- Vous ne croyez pas si bien dire au sujet des signes, Docteur. Mon beau-père est mort un 15 août, jour anniversaire de la naissance de l'Empereur.
- C'est assez banal, une coïncidence… dis-je.
- Peut-être, ou bien peut-être pas, car mon père, lui, est mort le 5 mai, jour anniversaire de la mort de l'Empereur. (…)
- Arrêtez-là,...
- Pourtant, vous saurez tout quand je vous aurai dit que mon arrière-arrière-grand-père a été lui-même sapeur de l'armée napoléonienne entre 1807 et 1809, dans le 15ème régiment d'infanterie légère.
- C'est une ascendance-type que beaucoup de Français peuvent revendiquer, Napoléon ayant eu la main lourde sur la population française en matière de conscription…Chacun de nous doit être en mesure aujourd'hui de retrouver un aïeul grognard, sapeur ou hussard de Napoléon.
- Oui, bien sûr, mais ça n'est pas là que je veux vous amener.
- Je vous écoute.
- Mon trisaïeul a eu la main droite blessée par un boulet de canon ou un coup de feu au cours de la bataille de Thann, lors de la campagne d'Autriche, en 1809. Emmené vers l'arrière où il est soigné, il abandonne le champ de bataille sur décision des chirurgiens et il quitte l'armée dont il est pensionné par l'Empereur lui-même en septembre de la même année 1809.
- Et ?
- Sa blessure date du 19 avril. Du 19 avril 1809.
Je glissai, en banalisant :
- Et alors ?

- Et alors ? Ma date de naissance est troublante, Docteur. Je suis né aussi un 19 avril…
- Votre nez nous a emmenés bien loin… »

*

Le Rhinosophe

Des « sages du nez », j'en ai vu beaucoup, mais le seul qui ait valu le coup était un petit père peinard à qui je dois cette histoire. L'odorat est un sens subtil, fortement imprégné de culture et d'éducation. Il est difficile d'exprimer ce que l'on sent sans faire appel à nos souvenirs, à nos émotions passées ou immédiates. Je soigne bien des malades porteurs d'affections qui ont altéré leur odorat : sinusites chroniques, polypose naso-sinusienne, rhinopathies, etc. La perte de l'odorat est parfois leur doléance première, prenant le pas sur l'obstruction nasale invalidante, le mouchage permanent, les céphalées qui complètent le cortège des plaintes les plus fréquemment rencontrées en pathologie rhinologique. Et c'est bien souvent sur le retour de leur odorat que les patients jugent la qualité des soins reçus. Ce retour de l'odorat est vécu comme une véritable fête par certains, comme une calamité pour d'autres. Certains malades guéris de cette anosmie viennent s'en plaindre : « - Docteur, c'est effroyable ! Les odeurs m'agressent. Je sens tout ce qui pue : l'ammoniaque dans les produits de nettoyage, le gasoil dans la rue, la sueur sur les gens…
- Hélas, je ne puis rien pour vous, sauf peut-être une rééducation psychologique au monde des odeurs et aux odeurs du monde…
- Tout cela n'a pas que des désagréments, Docteur, car je me sens ou plutôt je me ressens…
- Que voulez-vous dire ?
- Je ressens mes odeurs, mes propres odeurs, toutes mes odeurs, même mes pets !

Tout ce qui nous identifie et nous révèle à nous-mêmes est primordial.

Cette autre patiente, quant à elle, m'a donné la clef de sa propre maladie en me racontant la façon dont son odorat était revenu après des années de polypose nasale. Le nez a sa propre mémoire. La mémoire de sa propre histoire. Cette patiente est gênée par sa polypose nasale depuis une trentaine d'années lorsqu'elle vient me consulter. Elle situe l'origine de son affection rhinologique à l'âge de vingt ans. Obstruction nasale et anosmie représentaient son lot quotidien. Elle avait tout essayé, des traitements les plus variés à la chirurgie par voie externe, en passant par les polypectomies multiples et la cortisone sous toutes ses formes. Manquait, à cette patiente, la chirurgie sous endoscopie qui sera effectuée et qui, après quelques péripéties liées à cette technique nouvelle, permettra de mettre un terme à ces traitements, mais aussi aux symptômes présents depuis plus de trente ans. Et l'odorat réapparaît... Bizarrement, au début, cette charmante dame décrit une étrange odeur de brûlé ou de grillé, qui s'estompe petit à petit. Un peu éberlué par cette révélation, je n'insiste pas. Lors d'une entrevue suivante, j'interroge cette patiente sur son odorat recouvré et cherche une raison à l'apparition initiale de cette odeur de brûlé en lui demandant de m'expliquer sa propre interprétation.

- Je cherche, Docteur. J'essaie de comprendre, mais je ne trouve pas... A moins que...

- A moins que ? dis-je curieux et tendu.

- A moins que ce ne soit, il y a trente ans, l'incendie de la maison...

- L'incendie de la maison où vous habitiez, avec vos parents ?

- Oui, oui, la maison familiale qui a brûlé quand j'avais vingt ans.

A ce mot « brûlé », je sursaute.

- Vous voulez dire, Madame, que votre maladie se serait déclenchée lors de ce drame, ou juste après ? Et l'odeur du feu serait la dernière odeur que vous ayez sentie ?

- Exactement Docteur. Cela me revient en mémoire. J'avais vingt ans, lors de cet incendie. Depuis, mon nez s'est bouché et j'ai perdu l'odorat juste après, jusqu'à ce que votre chirurgie sous endoscopie me délivre.

- Et cette odeur, celle du feu brûlant la maison de vos parents, serait bien la dernière odeur que vous ayez sentie, n'est-ce pas ? Et la première à réapparaître ?

- C'est tout à fait cela. Extraordinaire, vous ne trouvez pas ?

- Tout à fait extraordinaire, mais comment expliquer cela ? Comment trente ans plus tard, votre nez, recouvrant l'odorat,

peut-il vous donner à sentir cette dernière odeur perçue, celle du brûlé ? Par une sorte d'imprégnation de vos muqueuses avec des particules piégées ensuite dans la maladie et se libérant au bout de trente ans, ou bien par une sorte d'hyper-mémorisation sensorielle centrale, impliquant le cerveau affectif, due au stress de l'accident ? La réactivation de cette sensorialité inhibée jusqu'alors déclencherait un phénomène cérébral de relargage de l'information.
- Ou bien, Docteur, une simple hallucination ?
- … »
Nous ne saurons jamais. Le nez possède une mémoire et cette mémoire nous fait entrer dans l'histoire de nos patients pour nous poser encore plus de questions. Cette histoire n'est pas unique en son genre. Je puis rapporter également celle d'un jeune apprenti peintre qui a développé une rhinosinusite chronique avec polypes en quelques mois après avoir renversé un bidon de diluant acétonique. Il s'était alors précipité sur la flaque d'acétone, un chiffon à la main, pour réparer sa bêtise avant l'arrivée de son contremaître et avait respiré de fortes quantités de produit, toxique pour ses voies respiratoires. La première odeur qu'il a ressentie après la cure chirurgicale de sa polypose, quelques années après l'accident inaugural déclenchant, a été celle de l'acétone. Acétone piégée dans la muqueuse des sinus et libérée ultérieurement lors de la chirurgie ? Hallucination olfactive ? Construction mentale réflexe ? Nous ne savons pas.
Je ne puis parler de guérison sans penser à celle de ce vieux berger des Pyrénées. Guérison qui, si elle est patente sur le plan médical, a été plutôt navrante sur le plan humain. L'homme est rocailleux comme ses montagnes. Il m'est adressé par un ami ariégeois. La polypose nasale du berger est légendaire et fait l'objet de « coupes » régulières, par le patient lui-même, qui n'utilise rien de moins que son couteau pour tailler les polypes qui dépassent de ses narines. Une fois opéré, le vieil homme est devenu le plus malheureux des bergers pyrénéens. Son odorat recouvré lui rendait insupportable la fréquentation de ses brebis en bergerie. Lui qui sifflotait heureux à flanc de montagne, au milieu de son troupeau, à longueur de transhumances et de pâtures depuis des années, doit avoir aujourd'hui regagné la

cohorte des alcooliques dépressifs et malheureux des cités des plaines.
Mais, il est un cas que je dois vous conter. Celle de mon petit père peinard. Que la verdeur des propos et leur expression plutôt crue soient d'avance pardonnées, car elles ne sont que la stricte vérité. Un cas de fête lors de la guérison d'une anosmie. Il s'agit d'un petit bonhomme photographe de son état. C'était au temps, pas si lointain, de la photographie argentique. Pour des raisons professionnelles son nez s'abîme chaque jour un peu, au contact des produits utilisés dans le développement et le tirage artisanal des photos, révélateurs et fixateurs chimiques. J'apprends que notre homme ne les utilise pas à petites doses, que son local professionnel est mal aéré et que, de plus, passionné par son travail, il passe des heures dans son labo, de jour comme de nuit. Tout cela nous fait des conditions idéales pour une atteinte toxique de la muqueuse nasale, puis une rhinopathie chronique qui se complique de polypose et d'anosmie. Ce patient est traité dans un premier temps par de la cortisone nasale avec un petit effet bénéfique qui est apprécié par lui. Le nez respire mieux et l'odorat revient, sporadiquement, sur des odeurs fortes, notamment sur les odeurs de ses produits de développement et de tirage des photos. Cet effet s'épuise petit à petit obligeant à passer à la cortisone par voie générale : mêmes effets, aussi sporadiques et inconstants. L'heure de la chirurgie sonne, à la demande du patient, lassé de ses conditions respiratoires. Avec les suites chirurgicales, viennent les bons résultats et notamment la réapparition durable de l'odorat de ce patient. Après lui avoir conseillé de faire ventiler son laboratoire et d'y porter un masque filtrant au-dessus de ses bacs de révélation et de fixation, je l'interroge sur son odorat.
« - Fantastique, Docteur !
- Je suis content pour vous. Mais, avez-vous retrouvé les odeurs fines et subtiles, comme celles des fleurs et des herbes de cuisine.
- Mieux que ça, Docteur !
- Mieux que ça ? Vous avez retrouvé les fragrances des vins de Bordeaux ou de Bourgogne !
- Mieux que ça, Docteur !

- Mieux que ça ? L'odeur de la vase, l'odeur des algues à marée basse, l'odeur du basilic dans les pâtes que fait votre femme ?
- Avec ma femme, vous y êtes presque, Docteur.
- J'y suis presque ? Son parfum ?
- Non ! Docteur, mieux que ça. J'ai retrouvé l'odeur du sexe de Colette[24] ! »

*

La femme de l'architecte

C'est sa femme qui lui dit d'entrer. C'est sa femme qui lui dit de s'asseoir.

Elle, belle, informée de tout par son métier de conseillère en entreprise et par Internet. Lui, laid, fripé, alcoolo-tabagique mondain. Lui a déjà été soigné pour sa maladie de sinus par un grand ponte parisien. J'interromps sa femme qui n'en finit pas de cracher sur ce qu'elle a adoré : une médecine huppée et chère, âpre aux gains, nécessaire pour une frange aisée de la population, nécessaire aussi pour désengorger les consultations et les blocs opératoires d'une médecine du tout-venant et bon marché, âpre au travail, indispensable à la grande majorité de la population.

« - Madame, lui dis-je, vous avez consulté ce confrère sur votre choix personnel. Il ne faut vous en prendre qu'à vous-même et à ceux qui vous ont conseillée. De plus, ce grand ponte n'est pas particulièrement spécialisé dans la maladie de votre mari. Il ne pouvait donc exceller dans sa prise en charge.
- Il m'a tellement prescrit de médicaments depuis 3 ans que j'en ai fait une hépatite, ose le petit bonhomme qui avait l'air en état de manque malgré l'heure matinale.
- Tais-toi, c'est moi qui raconte, coupe la grande et belle blonde aux cheveux courts. Alors avec cette hépatite médicamenteuse, il ne peut plus rien avaler, ni nourriture, ni médicaments.

---

[24] « *Au travers des sociétés, de celles primitives aux odeurs fortes, à celles aseptisées d'aujourd'hui, les odeurs du corps ont conservé une fonction sociale essentielle, sans doute parce qu'elles ont toujours été perçues, décodées et traduites en termes de sympathie, d'indifférence ou d'antipathie [...] Le père de la psychanalyse considère le sens olfactif comme inférieur, mais lui reconnaît une place essentielle dans l'organisation sexuelle* ».
(Pr Tran Ba Huy P., *Les troubles du goût et de l'odorat*, Société française d'oto-rhino-laryngologie, 1999).

Je souriais, car, visiblement, le petit architecte continuait à ingurgiter ses boissons préférées, alcoolisées. Il fallait instituer un sevrage afin de lui faire admettre la possibilité d'une intervention chirurgicale et l'obligation, devant cet ultime recours, d'une fonction hépatite normale. Je lui ai fait comprendre cette nécessité. La blonde qui lui servait de femme m'a rétorqué, en se dressant sur ses ergots :
- Mais, Docteur, mon mari ne boit jamais !
Ce que le petit architecte démentit subrepticement d'un clin d'œil appuyé à mon endroit. Cela a été là notre premier entretien. Je n'en ai pas été quitte pour autant, car ils sont revenus, toujours pour discuter du foie du bonhomme. Sa polypose nasale passait au second plan, car tout était conditionné par ce foie. De plus, le sevrage médicamenteux et alcoolique que j'avais osé préconiser laissait la maladie de sinus galoper en toute liberté vers une exubérance importante. Mais, c'était le prix à payer pour que mon petit architecte parisien perde son teint cireux et son désespoir. Avec l'évolution de sa maladie sinusienne, son odorat avait disparu.
- Je n'ai plus goût à rien, me dit-il sur un ton nettement dépressif.
- Ses tests biologiques hépatiques se sont nettement améliorés, me dit la grande blonde en bottes hautes et jupe longue.
- C'est moi qui parle au Docteur, rugit sourdement le bonhomme, dont le sevrage alcoolique avait déclenché un syndrome dépressif qui le débarrassait de tout complexe vis-à-vis de son épouse. Mais, avec cela, une sorte d'agressivité jouissive le maintenait droit dans ses souliers.
Je fonçais tête baissée, dans la brèche :
- Dès que les fonctions enzymatiques du foie seront normalisées, nous pourrons envisager une chirurgie des polypes, ce qui vous redonnera l'odorat et vous libèrera de cette obstruction nasale permanente, de ce « reniflement » et de vos maux de tête.
- J'espère que je vais aussi retrouver le goût, Docteur, car, avec cette perte de l'odorat, je ne goutte plus rien, aucune viande, aucun poisson, aucun dessert.
- Il ne boit même plus son whiskey du soir, me souffle la grande blonde tassée contre le dossier de son fauteuil, qui semblait avoir compris que son mari avait changé, en bien pour lui, mais

en mal pour elle. Elle se sentait dépossédée de quelque chose, abandonnée. Je ne soignais là, en l'occurrence, pas les sinus, ni même le foie. J'étais devenu psychiatre. Il fallait jouer serré, tenter de confier ce couple à un confrère. Je les ai laissés, déstructurés, en faire eux-mêmes la demande, mais rien n'est venu.
Ils ont quitté mon bureau de consultation, voûtés, en se bousculant pour être le premier dehors. Elle avait perdu 15 bons centimètres, sa superbe, son autorité et son mari. Du moins, elle avait perdu un certain mari. Je pensais en avoir fini avec cet étrange binôme, mais il n'en était rien. Quelques mois plus tard, le petit architecte est revenu me revoir, seul. La grande blonde n'avait pas jugé utile de subir une seconde humiliation. N'ayant plus le pouvoir d'antan sur son époux, elle le laissait gérer seul son problème. Lui avait changé, moins cireux, moins gris, mieux rasé.
- Ma femme vous abandonne sa confiance, tout comme moi, mais il faut que je vous dise une ou deux choses.
- Votre confiance m'honore, mais je n'ai encore rien fait, ni rien prescrit. Mon rôle n'a pas été très difficile. Ce qui m'étonne le plus, c'est que vous ayez suivi mes recommandations à la lettre.
- Docteur, mon foie, je le sais, n'a pas été la victime des médicaments prescrits par ce grand ponte.
- Je sais, je sais…
- J'ai bu plus que de raison…
- A cause du travail ?
- Non…
- A cause d'elle ?
- Oui, Docteur. Si vous saviez comme elle était belle, comme nous nous aimions…
- Allez, allez, vous avez encore de beaux restes, tous les deux.
Je pressentais des aveux. Ils sont venus.
- Nous n'avons jamais pu avoir aucun enfant, Docteur.
- Et c'est pour cela que vous avez commencé à boire ?
- Non, j'ai commencé à boire pour l'accompagner, elle…
- C'est elle qui a commencé à boire, à cause de sa stérilité, je veux dire de la stérilité de votre couple ?
- Non, Docteur, à cause de ma stérilité.
- …
- Les tests ont bien montré mon infertilité.

- Et alors ?
- Et alors, elle a commencé à se moquer de moi, en privé, puis en public, dans les dîners, les réceptions. Pour se donner du cœur à l'ouvrage, d'humiliation, elle buvait, ce qui la désinhibait. Pour pouvoir lui répondre…
- Vous vous êtes mis à boire, vous aussi. Histoire d'améliorer le spectacle de votre pugilat. Mais, vous n'avez jamais tenté d'adopter des enfants ?
- Si, c'est en cours. Mais que d'échecs, de revers, de désespoirs. Nous sommes actuellement en pourparlers avec une institution du Costa Rica.
Je laissai un silence s'installer.
- Si nous revenions à nos polypes ?
- Oh ! rien de bien changé, Docteur. Je ne sens toujours aucune odeur.
Je l'ai installé sur mon fauteuil d'examen et ai préparé mon fibroscope. L'examen m'a surpris. Les polypes avaient diminué de taille et les flux aériens étaient meilleurs. Malgré cette étonnante évolution spontanée, les espaces supérieurs des fosses nasales équipés de l'appareil olfactif restaient englués dans des polypes épais qui faisaient barrage à toute molécule odoriférante. Je lui ai fait part de ma surprise.
- Si nous mettions en place un traitement simplement local, votre foie enfin guéri n'y verrait que du feu. Votre femme pourrait être d'accord et nous aurions un effet meilleur sur les zones malades.
- Ma femme m'a donné carte blanche avec vous, Docteur…
- J'en suis fort aise.
J'ai pu ainsi traiter mon patient. J'avais été volontairement méchant à l'égard de son épouse. Curieusement, il l'a défendue, comme un prisonnier défendrait son geôlier, comme certains otages prennent le parti de leurs ravisseurs.
- Ne soyez pas trop dur avec ma femme, Docteur.
J'ai compris qu'il l'aimait au-delà de tout.
- D'accord pour un traitement local, Docteur. Lavages de nez ?
- Oui, vous ferez des lavages deux, trois fois par jour, et, après chaque lavage, vous pulvériserez un peu de cortisone dans chaque narine, pendant trois mois.
- Trois mois ?
- Oui et je vous revois pour un contrôle sous fibroscope.

Mon bonhomme est parti avec son ordonnance en mains. Sur le pas de la porte, il s'est retourné :
- J'ai bon espoir pour le Costa Rica.
Je me suis souvenu alors d'une publication qui faisait état du développement d'une polypose nasale chez des rats de laboratoire auxquels on avait fait subir un stress alimentaire. Dans ces polypes, les dosages biologiques avaient fait apparaître une molécule nouvelle, appelée neuropeptide, sécrétée par le cerveau sous l'effet du stress. Cette molécule avait été baptisée « substance P ». Et si mon architecte parisien avait développé une polypose de stress ? Je l'ai revu trois mois plus tard. Sa femme était là. Pressé par les urgences de la journée, je n'ai pas pris le temps de prendre des nouvelles du couple et de ses démarches d'adoption, et suis passé directement au problème technique qui nous occupait. La femme avait changé sa coiffure et je remarquais simplement qu'elle était particulièrement belle ce matin-là.
- C'est incroyable ! Votre polypose a encore diminué. Il reste juste une petite grappe de polypes dans le méat moyen. Comment un traitement local a-t-il pu faire un tel effet, obtenir un tel résultat ?
- Que non ! me dit mon patient que son épouse laissait parler.
- Comment : « Que non ? » Vous n'avez pas fait le traitement que je vous ai prescrit lors de votre dernière consultation ?
- Que non ! Docteur. Nous avons été convoqués par l'Institution du Costa Rica pour prendre contact avec deux enfants de la même famille : une petite fille de 5 ans et son frère de 3 ans. Nous partons dans quelques jours là-bas. Au fait, Docteur, j'ai retrouvé mon odorat…
J'avais oublié ce point crucial.
- Vous ne pouvez imaginer les difficultés administratives que nous rencontrons, me dit l'épouse, dont je ne reconnaissais pas la voix tant elle était douce. Mais, nous arrivons au terme de ce parcours du combattant.
- Mais, n'auriez-vous pas pu adopter des enfants français ?
- Vous êtes bien naïf, Docteur, me dit mon patient en venant s'asseoir près de son épouse, en jetant dans ma corbeille le mouchoir en papier que je lui avais donné. Elle posa sa main sur son bras.

- Comment naïf ? On entend parler chaque jour d'enfants abandonnés et de…
- Impossible d'adopter en France. Nous sommes trop vieux. On ne nous propose que des enfants handicapés.
Je sursautai. Il poursuivit, démonstratif de sa paternité retrouvée.
- Avec le Costa Rica, nous sommes certains d'adopter des enfants en bonne santé.
Ils rayonnaient. Ils m'ont promis de revenir dans quelques mois, avec les petits (…).
Je repensai à mes rats de laboratoire, à leur stress. Mon bonhomme avait vécu un stress dont il se libérait, comme il semblait se libérer de ses polypes, dans le même temps. Sans aucun traitement. Avant de se lever pour sortir et filer vers leur destin de parents, elle s'est penchée pour prendre un sac dont elle a sorti un cadeau. Elle l'a donné à son mari qui me l'a tendu. Ils étaient tout sourire, collés l'un à l'autre, amoureux. Heureux.
- Pour vous, Docteur. En remerciement pour vos bons soins.
- Mais, je ne vous ai pas soigné. Le seul traitement que je vous ai prescrit, vous ne l'avez pas suivi.
- C'est bien ce que j'appelle de bons soins. Mais, auriez-vous une explication à ce qui m'arrive ?
- Peut-être… »
Je racontai l'histoire des rats de l'université finlandaise, la « substance P ». Bien d'autres neuropeptides avaient été identifiés depuis lors, d'ailleurs. L'alcool n'avait-il pas, lui aussi, un effet délétère sur la muqueuse nasale ? Le tabac ? Tous les trois associés ? Mon architecte m'a tendu le paquet. Je l'ai ouvert devant eux. C'était une bouteille d'un whiskey écossais pur malt hors d'âge…

*

Superstition ?

- On la perd, on la perd !
Je hurlais en salle d'opération devant l'hémorragie provoquée par la rupture de l'artère carotide interne. « - Mais non, mais non ! hurlaient de conserve l'anesthésiste et mon aide opératoire.

- Bourre le sphénoïde de pansements. J'appelle la neurochirurgie d'Henri Mondor à Créteil, m'a jeté le premier, tandis que la seconde débitait les paquets de pansements hémostatiques à toute allure. Contre le flux sanguin pulsé à haute pression par le nez de la patiente que j'opérais sous endoscopie, j'ai réussi à mécher le fond du sinus sphénoïdal dont la paroi latéro-externe s'était rompue, paroi fragilisée par une maladie chronique. Je tassais dans la fosse nasale jusqu'à ce que l'hémorragie cesse. L'anesthésiste revenait avec les conseils rassurants de son coup de fil :

- Il te faut mécher, attendre et faire un contrôle dans deux jours par artériographie numérisée. Surveillance neurologique étroite. En cas de pépin ou de décompensation, ils (les neurochirurgiens) nous la prennent.

- Monsieur, Monsieur... La petite voix de l'infirmier-panseur tentait de se faire entendre.

- Ça va, ça va, Christophe, on n'a pas besoin de vous pour le moment.

- Monsieur, Monsieur... Avez-vous vu le numéro du dossier de cette malade ?

- Quel numéro ? De quoi parlez-vous ? Qu'est-ce que j'en ai à faire de son numéro de dossier ? Passez-nous encore des pansements au lieu de débloquer !

L'anesthésiste faisait baisser artificiellement la tension artérielle de notre opérée pour faciliter mon travail. Je devais prudemment retirer mes premiers pansements, explorer la zone de la plaie carotidienne, ainsi que les éléments anatomiques voisins, et plus particulièrement, le nerf optique et les méninges. Puis, enfin, mécher de nouveau plus sélectivement. Tout allait bien et mon rythme cardiaque baissait enfin, tandis que la voix de notre infirmier de bloc opératoire continuait :

- Monsieur, vous regarderez bien le numéro du dossier de la malade avant de partir.

- Quoi, qu'y a-t-il ? Pourquoi insistez-vous sur ce détail qui n'a rien à voir avec l'urgence qui nous occupe ? Fichez-nous la paix avec ça !

Mais, l'autre insistait, encore plus affolé par ce numéro, que je ne l'avais été quelques instants plus tôt par l'hémorragie de la carotide intracrânienne.

- C'est le 666, Monsieur ! Vous vous rendez compte !

- C’est quoi ce 666 ? Qu’est-ce que vous voulez que ça me fasse ?
- C’est que c’est incroyable, continuait le jeune infirmier pétrifié.
J’en terminais avec mon geste opératoire. Le pire avait été évité. Notre opérée était sauve. C’est en retirant mes gants que j’ai entendu Christophe me dire dans un souffle, presque à mon oreille, pour que personne n’entende cette chose insensée, comme un secret.
- C’est le chiffre du diable. 666 est le chiffre de la bête, dans l’Apocalypse ! Je n’en croyais pas mes oreilles. Depuis que j’exerçais la chirurgie, et plus particulièrement la chirurgie sinusienne sous endoscopie, c’est la première véritable complication que j’ai rencontrée, une complication mettant en jeu la vie de l’opérée et secondairement ma vie professionnelle.
J’ignorais tout, à cette époque, de ce chiffre donné à la bête. Quelque chose d’étrange me rattrapait. Impossible de ne pas y prêter attention. Pour quelle raison avais-je soulevé l’intérêt de ce personnage si controversé qu’est le Diable? Comment et pourquoi avais-je été l’objet de sa sollicitude malfaisante ? Que s’était-il passé, ce jour-là, et qui m’était venu en aide ? Je me poserai longtemps la question. Je me la pose encore, tout en continuant d’opérer les sinus sphénoïdaux.
Quelques mois plus tard, me parvient une invitation de la Société brésilienne d’ORL, pour participer au congrès annuel de cette docte institution. Je me vois ainsi proposer plusieurs thèmes de conférences, en tant qu’orateur invité, et, parmi ces thèmes, celui des complications hémorragiques de la chirurgie endonasale des sinus. Je prépare mon exposé prévu en langue anglaise, peaufine mes diapositives, ordonne l’ensemble et décide de conclure cette présentation par l’histoire de cette carotide interne, pour le moins didactique. Pour illustrer mon propos, je prévois de photographier le dossier de la patiente en question, ayant soin de dissimuler son nom, en surlignant par contre en jaune fluo son numéro d’admission, ce fameux 666, afin d’observer la réaction de mon auditoire. Le jour J est arrivé. Sao Paolo. Hotel Interamerica. Salle principale. Conférence plénière. D’un ton assuré, j’entame ma conférence en traitant des complications hémorragiques dans leur chronologie d’apparition: les complications postopératoires

tardives en premier, les complications semi-tardives en second et les complications immédiates, ou per-opératoires en dernier. Et je conclus sur le cas qui nous occupe avec la belle diapositive du dossier d'admission où apparaît, dans un jaune fluo imparable, le numéro 666. Je savais les Brésiliens très imprégnés de magie, noire ou blanche. Je les savais superstitieux, et même les médecins que je fréquentais. Surtout les médecins ! En tout état de cause, je savais parfaitement où risquait d'aboutir ma présentation scientifique. La provocation que j'avais mise au point avec le chiffre du diable pour conclure ma conférence n'a pas manqué son but. Lorsque la lumière s'est faite, dans l'immense salle où près de six cents confrères avaient pris place pour m'honorer de leur attention, il n'y avait plus un chat. La diapositive du dossier 666 avait vidé la salle. Seul, le président de séance tenait encore sur sa chaise, la tête cachée dans sa veste, d'où est sortie une voix faible : « Dear colleagues, the session is closed (*Chers confrères, la séance est levée*) ! » »

*

Laisse tes tics

La chirurgie du nez ne comporte pas uniquement la chirurgie des sinus, de la cloison nasale ou des tumeurs des fosses nasales. Elle concerne aussi la forme du nez, son aspect, son esthétique.

Bien des livres ont été écrits sur ce sujet, bien des émissions de télévision lui ont consacré des heures d'antenne. J'éviterai donc les redites, les leçons et les lieux communs. Je n'ai que deux histoires à vous conter, sans autre intention que de porter à votre attention cette notion d'aspect de soi qu'assume le nez, de façon parfois outrancière.

Souvenons-nous de Kovaliov… « *Pris de peur, Kovaliov se fit apporter de l'eau et se frotta les yeux avec une serviette : aucun doute, son nez avait disparu*[25] *!* »

La première de ces histoires concerne une belle jeune fille de 20 ans qui avait tous les atouts réunis, taille et mensurations, grain de peau, couleur de cheveux et velouté de la voix. Dans un visage parfait, depuis les yeux jusqu'à la bouche, de la hauteur

---

[25] Cf. Gogol Nicolas Vassiliévitch. *Le Nez*, 1836.

du front à la pointe du menton, trônait un nez en bec d'oiseau, bossu, recourbé vers le bas, cachant presque le filtrum de la lèvre supérieure, lèvre par ailleurs irréprochable. Cette jeune fille se fait donc opérer, après une liste de doléances qui montraient, chacune d'entre elles, à quel point ce nez la complexait, générant un refus absolu, de la part de cette patiente, de se laisser photographier. Mais, au-delà, c'est un refus de soi-même qui affectait cette belle fille, au point d'en être devenue suicidaire. Un caractère fermé, vindicatif, un regard triste et vide, une coiffure terne, une tenue vestimentaire rigoureuse et grise. Une voix monocorde, au ton semi-agressif. Un vocabulaire maigre, encombré d'une logorrhée moderne du genre :

- Ça me saoule, ça me pourrit, ça me gave grave. Mon nez, il est relou.

Bref, une quasi-urgence psychiatrique. Et sociologique... Le résultat de cette chirurgie est correct. Le nez est plus fin, rectiligne, sa pointe moins tombante, l'ensellure un peu creusée, la racine affinée. Rien que de très banal pour une chirurgie assez simple, plutôt routinière. Ce qui est moins banal est le résultat obtenu sur le psychisme de cette jeune femme : sourire géant, regard lumineux, look coloré, coiffure affriolante. Et ce vocabulaire tout neuf, surgissant de sous les cendres de son mal-être, dont je ne peux résister à vous confier quelques traits épistolaires contenus dans une lettre adressée par elle à son « sauveur ».

« *Je voulais vous remercier très sincèrement, du plus profond de mon cœur, d'avoir évacué toute cette mélancolie et nostalgie qui m'habitaient depuis plusieurs années... Grâce à votre geste divin, je découvre enfin le bonheur lorsque le soleil m'illumine dès le matin...* »

Et le plus important est à venir : « *Je tenais à préciser que j'étais loin d'être une personne capricieuse, mais qu'en effet, à cause de ce complexe, je m'étais construit une carapace de défense pour dissimuler ce mal-être, cette souffrance, ce désespoir qui faisaient partie de ma vie quotidienne et qui aujourd'hui se sont envolés comme un vague souvenir grâce à vous.* » Je voulais vous faire partager ce changement, cette joie du changement, cette exultation d'un soi (re)trouvé.

La seconde histoire est identique à la première à la différence que la patiente était un peu plus âgée que la précédente, mère de famille, dynamique et entreprenante. N'ayant pas trouvé d'écho à sa demande de chirurgie esthétique du nez, dans une famille chrétienne où l'on ne commet pas ce genre d'insulte au créateur, c'est par son mari qu'elle sera entendue. Le temps de se décider, après 3 ou 4 déménagements et deux enfants aussi beaux que leur mère, la chirurgie est enfin pratiquée. C'est lors de l'ablation du plâtre de contention que viendra ma surprise. Ce geste simple consiste à retirer le plâtre disposé en fin d'acte chirurgical, afin de contenir les corrections osseuses effectuées et éviter tout traumatisme fatal. Je m'exécute donc, au 7ème jour, après avoir prévenu la patiente d'un possible choc à la vision de son nez nouveau. En effet, pendant la période post-opératoire, le nez est invisible sous sa protection plâtrée et les patient(e)s voient ce nez dans son état préalable sans véritable notion de son nouvel aspect. En fait, bien souvent, la correction esthétique, si elle est bien faite, modifie aussi la lèvre supérieure et l'espace entre les yeux, ce que les personnes proches ou les familiers des patients appellent le regard. Un changement profond, en fait, qui met en jeu plus que le nez lui-même. Mais, dans le cas qui nous préoccupe, le résultat va nous apporter un excès de réaction. Comme d'habitude, je fais asseoir ma patiente, lui retire son plâtre et lui présente un miroir. Les réactions, à ce moment précis, sont multiples et variées, et justifient la position assise que j'impose. A l'ablation du plâtre, pas un mot de la part de ma patiente. A la présentation du miroir, pas un mot, mais soudain deux grosses larmes qui roulent des yeux.

« - Enfin ! me souffle la jeune maman…

- Contente ?

- Oui, et non…

- …

- Je ne me reconnais pas !

- Faites entrer votre mari et votre fils aîné. Ils vous reconnaîtront, eux !

Quelle erreur de ma part ! Je vais avoir droit à des torrents de larmes, même de la part du mari, heureux pourtant d'avoir permis ce changement visiblement plus impressionnant que je

ne le supposais. C'est le petit garçon de 6 ans qui emporte le premier prix du mot juste, de la naïveté et de la spontanéité.
- Regarde ta maman, Kévin, dis-je au petit garçon.
Kévin fixe sa mère avec de grands yeux incrédules. Fronçant les sourcils, il jette un regard circulaire dans mon cabinet, revient sur le visage de sa mère et dit :
- Maman, t'es où ?! »

*

Ces malades qui nous enseignent

Nos patients sont une source intarissable de connaissances. Sans posséder le savoir des médecins, ils savent sur eux-mêmes des choses que notre science médicale a bien du mal à percevoir. Leurs maladies, perçues de l'intérieur, leur donne un ascendant sur les soignants que nous sommes, soignants uniquement capables d'approcher les maladies par l'extérieur. Non seulement ils portent les symptômes révélateurs sans lesquels nous avancerions dans la plus totale obscurité, mais ils connaissent certains traitements que nous ne pouvons imaginer. Des traitements personnels, auto-prescrits dans un seul but, celui d'aller mieux. Il me faut vous en livrer quelques-uns, frappés du bon sens et que l'on ne trouve dans aucun manuel de thérapeutique, du moins pour ce qui concerne le nez et ses maladies. Le premier cas est celui d'un homme d'une soixantaine d'années. Il souffrait de rhinite chronique, c'est-à-dire d'une obstruction nasale vieille de plus de vingt ans, dont l'allergie ne pouvait être reconnue comme seule cause possible. Il avait travaillé longtemps dans une usine de produits chimiques, produits qui avaient certainement ajouté une composante toxique aux allergies décelées par le corps médical. Un diabète, une hypertension artérielle et un infarctus du myocarde finissaient de compliquer les choses, empêchant tout traitement par la cortisone et tout geste chirurgical. Les anticoagulants qu'il consommait quotidiennement disqualifiaient définitivement toute prétention à des gestes locaux. Bref, l'impasse. Je le voyais cependant régulièrement, avec cette sensation d'impuissance que détestent les médecins. Nos consultations n'avaient pour but, de son initiative, que de connaître mieux la physiologie nasale, c'est-à-dire la façon dont fonctionnent le nez et les fosses nasales. Je lui en disais à chaque fois un peu plus, lui livrant quelques notions anciennes et modernes. Ce qui a retenu le plus son attention a été le fait que les muqueuses des cornets étaient érectiles. Plus prosaïquement, pour ceux qui n'ont pas fréquenté les cabinets ou les ouvrages de rhinologie, les muqueuses sont en fait le revêtement des cornets et des parois des fosses nasales, comme le papier peint sur les murs d'une chambre à coucher. Les muqueuses tapissent aussi le reste de l'appareil respiratoire, comme d'ailleurs les parois de l'appareil digestif. Les cornets, ce sont des petites turbines osseuses disposées sur la paroi externe des fosses nasales. Elles en augmentent ainsi la surface et les fonctions essentielles qui sont de réchauffer l'air inspiré, de le débarrasser de ses impuretés et de l'humidifier pour le rendre plus acceptable par les poumons. Les cornets érectiles du nez sont stimulés par toute une batterie de contraintes exogènes, atmosphériques notamment, et/ou endogènes. Bref, cette fonction érectile du nez passionnait mon ancien ingénieur. Son obstruction nasale était en quelque sorte due à une érection permanente de ses cornets. Il comprit bien vite que la seule façon de déboucher son nez était soit d'empêcher ses muqueuses de gonfler, soit de tenter de les vider de leur sang, sang piégé par le phénomène d'érection. Il choisit de lui-même la solution la plus simple, solution remarquable, excellente pour son cœur malade et son diabète, celle de la vidange. La solution qui consiste à empêcher les muqueuses érectiles de gonfler était quasi-impossible à envisager, à moins de vivre avec un masque stérile sur le nez en permanence, ce qui n'élimine nullement les causes endogènes, celles produites par notre propre corps (hormones, molécules de l'inflammation, médiateurs neuropeptidiques avec leur cortège d'émotions et de stress qui les génèrent). La bonne solution, celle de la vidange, lui avait été soufflée à l'oreille par son cardiologue, qui n'imaginait pas faire ainsi d'une pierre deux coups.

« - Faites un peu de marche à pied, chaque jour. C'est un excellent moyen d'entretenir votre muscle cardiaque, avait-il dit à ce patient.

L'obéissance est une vertu. L'ancien ingénieur chimiste s'était ainsi plié à cette prescription, conscient de son bien-fondé. Un jour, je l'ai reçu en consultation, sans avoir rien de nouveau à lui proposer pour son obstruction nasale.

- J'ai trouvé, me dit-il.
- Vous avez trouvé quoi ?
- J'ai trouvé la solution la plus simple et la plus logique qui soit pour déboucher mon nez de sa rhinite « érectile ».
Je souris devant la nouvelle dénomination donnée, par ce patient, à son affection nasale, définition juste, puisqu'y contenant son étiologie.
- Dites-moi tout, insistai-je curieux.
- Je cours !
- Que voulez-vous dire ?
- Mon cardiologue m'a conseillé de marcher chaque jour, un peu. Je me suis rendu compte, qu'après ces quelques minutes de marche, mon nez fonctionnait mieux. Puis, au bout d'une heure après la fin de l'effort, les symptômes obstructifs réapparaissaient. J'ai donc décidé de marcher plus longtemps. Les effets bénéfiques ont alors duré plus longtemps.
- CQFD, argumentai-je vexé de ne pas avoir su lui proposer ce traitement simple.
- En courant, l'effet est encore meilleur. Le nez se débouche plus vite et pour plus longtemps.
Il était évident que le travail musculaire créé par la course à pied appelait un surplus sanguin dans les jambes qu'il allait puiser dans les territoires de réserve. La stase sanguine située dans les cornets du nez se trouvait ainsi libérée de ce site pour s'en aller vers les zones consommatrices musculaires. Logique. Imparable.
- Alors, vous courrez à longueur de journée, ironisai-je, toujours vexé.
- Non, Docteur, ne vous moquez pas… Je vous sens un peu vexé…
- …
- Deux fois par jour suffisent largement. Vers 10 heures le matin, ce qui me rend la vie diurne supportable, sans nez bouché, et une petite heure le soir, ce qui me rend la vie nocturne tout à fait confortable. Je dors mieux, je ronfle moins. Ma femme est revenue partager la couche familiale avec moi…
- Votre cardiologue doit être ravi…
- Lui aussi, en effet, est content de cette évolution des choses, car mon état cardiaque s'améliore. La pose de stents coronariens n'est plus envisagée. »

Le second patient à m'avoir vexé par sa propre thérapie est un vieil homme, souffrant de polypose nasale, inopérable et intraitable, ses affections médicales multiples associées à l'âge m'obligeant à n'être que spectateur de l'évolution inexorable de cette maladie naso-sinusienne. Pourtant, petit à petit, j'ai vu, sans comprendre, ses polypes diminuer de taille, sans aucune raison apparente. Bientôt, un nouveau confort respiratoire s'est installé et le vieux monsieur en était ravi. Fort de l'expérience du patient précédent, je m'avançais sur la pointe des pieds pour lui demander si la marche quotidienne avait chez lui, aussi, eu de bons effets.

« - Oh ! Non, Docteur. Avec mon artérite, marcher est un supplice.

- Alors, qu'avez-vous fait pour ainsi guérir vos polypes ?
- Vous souvenez-vous, Docteur, de vos explications sur la composition physique des polypes ?
- Oui, bien sûr, c'est une information que je donne volontiers à mes patients qui souffrent de cette affection chronique.
- Vous souvenez-vous m'avoir dit que ces polypes étaient composés de plus de 90 % d'eau ?
- Oui, bien sûr, et alors ?
- Vous souvenez-vous m'avoir dit que celui qui trouverait un moyen de les dessécher aurait sans doute le prix Nobel ?
- Oui, je me souviens très bien…
- Et bien, Docteur, ce prix est pour moi.
- Racontez-moi, racontez-moi.
- Pour faire dessécher mes polypes, j'ai découvert le four à pruneaux.
- Le four à pruneaux ?
- Il y a quelques mois, nous étions en vacances, ma femme et moi, dans le Lot-et-Garonne, chez des amis qui possèdent un four à pruneaux dans leur jardin. On y met les prunes, on les y laisse quelques heures et on en recueille des pruneaux, c'est-à-dire ces prunes desséchées…

Je ne comprenais rien. Ce type ne s'est tout de même pas fourré la tête dans un four à pruneaux pendant des heures pour obtenir une dessiccation de ses polypes ?

- Réfléchissez, Docteur…
- Mais, je n'arrête pas.

- Qu'est-ce qui, selon vous, permet à l'homme d'obtenir les mêmes effets sur ses polypes sinusiens que le four à pruneaux sur les prunes ?
- Le désert du Sahara ?
- Pourquoi pas ? Mais, quelque chose de plus pratique, de plus commode, de plus proche et de moins cher ?
- Je sèche, c'est le cas de le dire…
- C'est un sauna !
- Voilà plusieurs mois que je fais ainsi deux à trois séances hebdomadaires de sauna, aux fins précises d'améliorer mon état nasal en desséchant mes polypes, par la chaleur, tout simplement. La chaleur sèche.
- Votre médecin traitant est d'accord ?
- Il ne trouve rien à redire, tant que mon cœur ne se fatigue pas trop. Au début, les séances n'étaient que de quelques minutes et la chaleur modérée. Puis, progressivement, j'ai augmenté la durée et la température.
- Vous avez un sauna personnel ?
- J'en ai fait installer un chez moi. Vous savez, tout le monde peut ainsi en profiter : enfants, petits-enfants, amis, voisins. C'est en plus un moyen incroyable de rencontres.
Je décidais de passer ma fibre optique dans ses fosses nasales. Le résultat était manifeste.
- Conseillez ce traitement à vos patients, Docteur. C'est formidable et logique. Vos médicaments ne visent que la prise en charge chimique des polypes. Le sauna traite la composante physique.
Complémentaire. J'étais floué par mon propre bagage scientifique. Floué parce que bloqué dans une certaine forme de raisonnement et par les habitudes. Les revues spécialisées ne font pas état de ce genre d'approche thérapeutique. Faut-il se limiter à la seule approche scientifique des maladies? Faut-il savoir tout simplement écouter nos patients et mieux savoir leur faire confiance ?
- Je n'y manquerai pas, cher confrère, dis-je admiratif.
J'avais gagné, en 1989, une médaille, le IFOS Chairman Award, lors du congrès mondial d'ORL de Madrid, pour un film pompeusement intitulé *Sinus Line* sur la pathogénie des sinusites. J'ai pris cette médaille enfermée dans sa boîte sur une étagère de ma bibliothèque et l'ai tendue au patient.

- Cette récompense vous revient de droit, dis-je amusé et emphatique.
- Je l'accepte, m'a répondu ce vieux monsieur aux anges. Mais, juste pour la montrer à mes amis du Lot-et-Garonne. »
Il s'en est allé, avec ma médaille dans la poche, à défaut du chèque bancaire du prix Nobel. Ma provocation avait tourné court : « Tel est pris qui croyait prendre », me dis-je, avec sur l'estomac une étrange sensation d'indigestion. Deux mois plus tard, il est revenu à mon cabinet. J'étais absent.
« - Monsieur L... a laissé un paquet pour vous, Docteur », me dirent mes secrétaires. J'ouvre le paquet en question. Ma médaille était là, avec un petit sac transparent. Dans le petit sac, des pruneaux d'Agen. Et un petit mot gentil: « Pour faciliter votre digestion, en remerciement de vos non-soins. »

Le troisième cas de ces traitements inusités et incommunicables dans les revues scientifiques est celui d'un quinquagénaire exerçant une profession paramédicale. Quelqu'un de difficile à traiter, avec des connaissances médicales générales, mais inculte dans ma spécialité. C'est encore cette fameuse polypose nasale qui est en cause. Mon patient a lu assez d'ouvrages de vulgarisation sur le sujet de sa maladie nasale pour refuser et réfuter tout traitement conventionnel. Les effets secondaires des médicaments lui semblent plus dangereux que les effets primaires sur sa propre affection et le bénéfice envisagé avec ces traitements lui apparaît infime. Bref, il préfère vivre avec son nez bouché, sa perte d'odorat et ses céphalées. C'est son choix. Il avoue engager une quête vers des traitements holistiques, comme certaines médecines orientales en font la proposition, c'est-à-dire vers des traitements qui soignent, non pas l'organe malade, mais l'organisme entier. En pure perte. Je le vois revenir après quelques années de quête sans aucun résultat. Peu importe, le bonhomme persiste et signe. Sans se décourager, il poursuit sa recherche. Je lui propose la course à pied et le four à pruneaux-sauna. Rien n'y fait. J'ai l'impression qu'il refuse tout ce qui vient de moi, comme s'il voulait me prouver quelque chose, comme si son statut de paramédical le complexait et qu'il tentait de m'en remontrer. Peu m'importe. Il y a toujours quelque chose à apprendre des patients. Quelques années plus tard, je revois ce gaillard. Il me parle de ses

acouphènes, mais je sens bien qu'il vient pour autre chose. N'y tenant plus, j'aborde la question de sa polypose nasale. Il est ravi. C'est bien pour cela qu'il est venu.
« - Regardez d'abord !
J'empoigne mon fibroscope et le glisse à l'intérieur de ses fosses nasales en faisant mon bilan à haute voix :
- Polypose minime de stade 1, non obstructive, non infectée, pas de sécrétion, essentiellement postérieure. Si je me souviens bien, vous souffriez d'une polypose évoluée de stade 3 avec perte de l'odorat.
- Et, oui ! me dit-il.
- Qu'avez-vous fait ? Une injection récente de corticothérapie ?
- Un voyage en Inde, me répondit-il avec aplomb.
- En Inde, chez un gourou ?
- Exactement. J'ai fait un stage de médecine ayurvédique.
- Ah oui ! Et alors ?
- Et alors, le gourou m'a conseillé de me laver les fosses nasales avec ma propre urine.
J'en tombe presque à la renverse.
- J'ai fait ce traitement pendant des années, deux fois par jour, et voilà le résultat. Je voulais que vous le constatiez vous-même.
- C'est fait ! Mais …
- Mais, peu importe le procédé. Ça marche !
- Et vous n'avez rien fait d'autre ?
- Rien ! L'urine possède des propriétés antiseptiques…
- Et des propriétés anti-polypes, à ce que je vois…
J'étais abasourdi.
- Vous continuez toujours ce traitement ?
- Non, Docteur, j'ai été obligé d'arrêter, avant guérison complète.
C'est d'ailleurs pour cette raison qu'il reste encore quelques petits polypes.
- Mais, pourquoi avoir arrêté ce traitement si efficace ?
- C'est simple, Docteur. Au début, ces lavages n'étaient pas gênants. Pas d'odorat, donc pas d'inconfort avec ces lavages spéciaux. Toutefois, avec le succès obtenu sur les polypes…
- Votre odorat est revenu, compliquant un peu la chose, lui dis-je.
- Exactement.

- Le mieux est l'ennemi du bien, dis-je.
- Vous savez, je n'hésiterai pas à recommencer dès que cela sera nécessaire à nouveau.
- Sans doute, mais contrairement aux traitements marginaux comme la course à pied pour les rhinites chroniques ou le sauna pour les polyposes, je me vois mal prescrire vos lavages à l'urine pour mes patients de banlieue qui n'ont pas fréquenté les ashrams indiens.
Mon spécialiste de l'ayurveda tend l'oreille et ose :
- Pouvez-vous m'en dire un peu plus sur le sauna et la course à pied, à tout hasard, Docteur ? »

*

Madame Marguerite

C'est ma plus ancienne opérée des sinus, opérée de façon traditionnelle, avant que les techniques endoscopiques n'existent. Dans le bloc opératoire, pour elle, il y a plus de 20 ans, il n'y avait pas de source de lumière froide, pas de câble de lumière froide, pas d'écran de télévision pour lumière froide. De la lumière chaude uniquement, celle de notre bon vieux scialytique et de notre bon vieux miroir de Clare. Une intervention que les confrères de moins de quarante ans ne peuvent pas connaître. Le geste, réalisé alors, s'avère au fil du temps insuffisant et nécessite une reprise chirurgicale selon les procédés modernes. Ainsi, en a-t-il été fait. Lors de sa première opération rhinologique, Mme Marguerite était au chômage. Petite femme de ménage aux revenus modestes, elle me demande de lui trouver un emploi, pas grand-chose, juste de quoi vivre sans dépendre du système. Je contacte mon entourage et déniche un couple d'amis en quête d'une femme de ménage. Cette petite femme ne m'avait jamais rien dit sur elle. Ce sont mes amis, ses nouveaux employeurs, qui m'ont tout raconté. Orpheline, mariée, puis veuve, puis abandonnée par ses trois enfants qui ont pillé le maigre héritage laissé par son époux. La voilà seule au monde, vivant dans une petite maison simple et proprette que son avocat a réussi à lui conserver malgré les appétits des « petits », sans lui faire don de ses honoraires que mes amis ont aidé à régler. Je la revois régulièrement en consultation pour contrôler ses sinus, prétexte pour venir me remercier pour ce nouvel emploi. A chacune de

ses visites, je décroche mon téléphone pour remercier à mon tour mes amis de leur geste. J'apprends, par ces coups de téléphone réguliers, que ma petite Mme Marguerite vit de façon exemplaire, s'occupe même de trouver des habits à apporter, chaque trimestre, aux enfants de l'orphelinat où elle a été recueillie elle-même, dans les années trente. Mais, Mme Marguerite est joueuse. Un jour, lors d'une consultation de routine, elle m'avoue son penchant. Je la trouve d'ailleurs plus belle que d'habitude. Sans me gêner le moins du monde, je lui lance :
- Votre nouveau maquillage, c'est grâce à vos gains au jeu ?
- On ne peut rien vous cacher, Docteur !
- Mais alors, bientôt vous n'aurez plus besoin de travailler chez mes amis ?
- Que si, Docteur. Cela m'occupe. Et puis, ils sont si gentils avec moi ! Ils m'aident dans mon ramassage de vêtements pour mon orphelinat de Bourgogne.
- Et quoi d'autre ?
- Ça me permet de ne pas jouer à longueur de journée… Je perdrais tout, sinon.
- A ce point ?
- Tout, Docteur. Loto, Tac O Tac, tiercé…
- Je vois… Et le casino aussi ?
- Oui, parfois, quand je vais en Bourgogne…
- Vous gagnez plus que vous ne perdez, j'espère…
- Oui, soyez sans crainte. Je fais attention. Mais, quand je gagne…
- Vous vous achetez des produits de maquillage et du parfum.
- Oui, Docteur. Tout ce que je n'ai jamais pu m'offrir. Mais, pas seulement cela. Je ne fais pas que m'entretenir moi-même…
- Mais, à ce train-là, vous allez vous trouver un second mari ?
- J'entretiens quelqu'un !

Nous y voilà. Une petite femme invisible, exemplaire, discrète. Refoulée par la vie, le travail, les enfants, elle se lâche pendant le troisième âge.
- Il est jeune ?
- Vous verrez…

Ce que j'avais fait pour cette femme ne méritait pas une telle sollicitude de sa part. J'avais l'horrible impression d'être trahi. Si elle s'adonnait à ce que je considérais comme un vice, elle

n’en travaillait pas moins toujours. Elle allait bien sûr tenir sa promesse de me faire connaître son gigolo.
- Je vous présente, Yvann, Docteur !
Le gosse, car c’était bien un gosse d’environ trente ans, a provoqué chez moi une double sensation. Une répulsion, tout d’abord, du fait de mes préjugés. Une curiosité, ensuite. Ce jeune homme était beau, franc, gentil avec ma petite Mme Marguerite, l’entourant d’affection non feinte, sans obséquiosité.
- Yvann est mon petit-fils, Docteur. Je l’ai retrouvé.
- Et où l’avez-vous retrouvé, Mme Marguerite ?
- A l’orphelinat ! Il en est devenu l’aumônier, l’an dernier. Tous mes gains vont désormais là-bas. Pour lui. Et pour eux, les petits orphelins de Beaune.
- Vos gains de jeu aussi ?
- Bien sûr ! Le bon Dieu n’est pas regardant, pourvu que l’on donne dans la joie !
- C’est pour cela que vous disiez : « J’entretiens quelqu’un » ?
- C’est pour cela…
Le soir, ma femme et moi faisions un curieux nettoyage dans notre cave, dans notre grenier et dans nos comptes bancaires. Direction : Beaune en Bourgogne.

La communication bucco-sinusienne de Louis XIV (1638-1715)

par le Dr Xavier Riaud.

On ne peut parler du nez historique sans mentionner les problèmes nasaux de Louis XIV, causés par des extractions dentaires au maxillaire supérieur, qui ont provoqué l'apparition d'une communication entre la bouche et le sinus attenant, ou sinus maxillaire, et donc par extension avec les cavités nasales. En 1685, au mois de janvier, le roi ne sort presque pas de ses appartements. D'Aquin, le médecin personnel de Louis XIV, affirme que sa santé est excellente en ce début d'année, « ... *Si la mauvaise disposition de sa mâchoire supérieure du côté gauche, dont toutes les dents avaient été arrachées, ne l'eût obligé de remédier à un trou dans cette mâchoire, qui, toutes les fois qu'il buvait ou se gargarisait, portait l'eau de sa bouche dans le nez, d'où elle coulait comme une fontaine. Ce trou s'était fait par l'éclatement de la mâchoire arrachée avec les dents, qui s'était enfin cariée, et causait quelquefois quelqu'écoulement de sanie (matière purulente) de mauvaise odeur, d'autant qu'il était impossible de reboucher ce trou que par l'augmentation de la gencive, et qu'elle ne se pouvait reproduire que sur un bon fond, c'est-à-dire en guérissant la carie de l'os de la mâchoire quelque profond qu'il pût être. Les avis de M. Félix et de M. Dubois furent soutenus du mien, qu'il n'y avait que le feu actuel capable de satisfaire aux besoins de ce mal. Pour cet effet, le roi y étant résolu, l'on fit faire des cautères de grosseur et de longueur convenables pour remplir et brûler tous les bords aussi profondément que la carie le demandait*[26]*. Le 10 de janvier, on y appliqua quatorze fois le*

[26] Cf. Vallot, Daquin & Fagon, *Journal de Santé de Louis XIV*, Millon Jérôme (éd.), Grenoble, 2004, pp. 226-228.

bouton de feu, dont M. Dubois, qui l'appliquait, paraissait plus las que le roi qui le souffrait, tant sa force et sa constance sont inébranlables dans les choses nécessaires, quand il s'y est déterminé.
Après cette application du feu, nous lui conseillâmes, trois ou quatre fois le jour, de faire passer de la bouche par le nez une liqueur, ou gargarisme, composé d'un quart d'esprit de vin, autant d'une eau vulnéraire distillée, et moitié d'eau de fleurs d'oranger, pour résister à la pourriture, faciliter la chute des escarres, et avancer la régénération de la gencive, par laquelle seule on pouvait espérer de boucher le passage, dont une partie se trouve naturelle à tous les hommes, pour le commerce de quelques petits vaisseaux qui fournissent de la nourriture aux dents et à la mâchoire où ce canal se porte de l'os cribleux, et dont l'autre partie s'était faite en arrachant les dents, par la violence, et formait la communication de la bouche à ce petit canal naturel. Mais, ce ne fut qu'après avoir encore appliqué le cautère par trois fois, le premier de février, pour plus grande sûreté, et ce ne fut pas sans raison, que la carie nous parut entièrement guérie. Depuis ce temps, les chairs se sont engendrées si abondantes et si solides, que ce trou de la mâchoire est entièrement rebouché, et qu'il ne se trouve plus aucun passage pour porter l'eau de la bouche par le nez[27]… »
Cette guérison, si elle suscite la joie du monarque et de ses proches, n'est pas exempte d'effets secondaires regrettables comme un mouchage important qu'il conserve jusqu'à la fin de ses jours, mais aussi « *une odeur forte et quasi cadavéreuse dans les mucosités qu'il mouchait*[28]… » D'Aquin ne s'en émeut pas et pense que cette odeur provient des chairs cautérisées. Pour le médecin, elle doit disparaître et de fait, c'est ce qui se produit en fin d'année.
D'Aquin relève des épisodes similaires d'abondants mouchages en 1688, 1695 et 1696. Fagon succède à D'Aquin, à la charge de médecin personnel de Louis XIV, et est témoin des mêmes

---

Louis XIV n'appréciait pas les parfums dans son entourage. Une seule odeur trouvait grâce à ses yeux, celle de l'oranger. Félix est le chirurgien personnel de Louis XIV et Dubois, son opérateur pour les dents attitré.
[27] Cf. Vallot, Daquin & Fagon, *Journal de Santé…*, op. cit., pp. 357-358.
[28] Cf. Cabanès A., *Légendes et curiosités de l'Histoire*, Albin Michel (éd.), 5ème édition, Paris, 1928, p. 300.

symptômes en 1702 et 1703. Des accidents similaires sont constatés en 1704, 1706 et 1707. A chaque fois, Fagon mentionne « *l'écoulement de sérosités par le nez* », ce qui atteste que Louis XIV n'a jamais guéri complètement de cette communication, le Roi Soleil décédant en 1715.

Nombreux étaient les imprimés consacrés au soulagement des souffrances par une forme d'ascèse et de résignation laissant finalement peu de place au confort du malade[29]. En utilisant des exemples de personnages de l'histoire sainte, ils prétendaient aider à supporter la douleur en la relativisant à l'extrême. L'angoisse était chassée en exhortant le lecteur à mépriser son corps pour échapper à ses vicissitudes. Cette souffrance absolument consentie, devenue libératrice et hautement exemplaire, devait faire office de purgation spirituelle. « *La santé chatouille votre corps et assomme vos vertus ; il la faut secouer un peu ; la lancette, le feu, le cautère, passant par votre peau, donneront jusque dans votre conscience et en feront sortir la pourriture.* » En l'absence d'antalgiques (…), ce travail sur lui-même du malade pouvait sans doute l'aider à supporter l'insupportable en se réfugiant derrière le rempart de l'autosuggestion. Il y a fort à parier que Louis XIV a lu certains de ces ouvrages et a su en appliquer les dogmes à sa personne.

[29] Cf. Perez Stanis, *La mort des rois*, Jérôme Million (éd.), 2006, pp. 35-36.

Le cancer du maxillaire supérieur de Sigmund Freud (1856-1939)

par le Dr Xavier Riaud.

On a dit que Freud présentait une obstruction nasale depuis de nombreuses années. Outre le fait qu'il a fumé le cigare toute sa vie, jusqu'à sa mort, malgré son cancer, ce qui a indubitablement altéré son odorat, son cancer très mutilant l'a contraint à porter de nombreuses prothèses dentaires le plus souvent inadaptées avec des obturateurs de palais empiétant largement sur son sinus maxillaire et contribuant très certainement pour une large part à cette obstruction.
Principal théoricien de la psychanalyse, Freud repense les processus et instances psychiques, et en premier lieu les concepts d'inconscient, de rêve et de névrose, puis propose une technique de thérapie, la cure psychanalytique. Il regroupe une génération de psychothérapeutes qui, peu à peu, élaborent la psychanalyse, partout dans le monde. En dépit des scissions internes et des critiques émanant de certains psychiatres, notamment, et malgré les années de guerre, la psychanalyse s'installe comme une nouvelle discipline des sciences humaines dès 1920. En 1938, Freud, menacé par le régime nazi, quitte Vienne pour s'exiler à Londres, où il meurt d'un cancer en 1939.
En 1919, Sigmund Freud consulte Hans Pichler (1877-1949), stomatologue autrichien, considéré alors comme un des meilleurs chirurgiens de la face européens, pour la première fois, pour une enflure douloureuse sur le palais droit et au niveau de la tubérosité maxillaire qui a persisté pendant une semaine[30].

---

[30] Cf. Romm S. & Luce E. A., « Hans Pichler: Oral surgeon to Sigmund Freud », in *Oral Surgery, Oral Medicine and Oral Pathology*, January 1984; 47 (1): 31-32.

De 1923 à 1938, Pichler opère le philosophe, qui est un grand fumeur, à environ 25 reprises d'un cancer du côté droit du palais mou, du palais dur, de l'arche glosso-palatine, de la muqueuse buccale et de la muqueuse postérieure de la mandibule. Le 4 et 11 octobre 1923, il pratique l'excision d'une partie de la mâchoire supérieure et du palais droit, avec ligature de l'artère carotide droite externe et ablation des ganglions lymphatiques sous-mandibulaires et cervicaux. Le 12 novembre 1923, il réalise la résection du processus ptérygoïdien et d'une partie du palais mou. Les opérations sont un succès. La convalescence est difficile[31] et Freud ne reprend le travail qu'en janvier 1924. Sa première prothèse ayant été posée en 1923, il réalise aussi son 5ème obturateur palatin en 1928. Dans une lettre du 23 avril 1923, Freud écrit : « *J'ai détecté, il y a 2 mois, une grosseur leucoplasique sur mon maxillaire et mon palais droit qui ont été déjà enlevés. Je ne travaille toujours pas et ne peut déglutir. Je suis sûr de sa bénignité, mais, comme vous le savez, on ne peut jamais être certain tout à fait. Mon diagnostic personnel penche pour un épithélioma, mais n'a pas été accepté par les confrères. Le tabac en serait responsable.* » Il a commencé à fumer à l'âge de 24 ans et s'est très vite mis à consommer exclusivement des cigares.
Le jour de ses 70 ans, il affirme : « *Je déteste ma mâchoire mécanique.* » A propos de ses nouvelles prothèses, il n'hésite pas le parallèle : « *Poser une nouvelle prothèse, c'est comme la quête du bonheur. On croit l'avoir atteint et, puis, très vite, on se rend compte que tout est à refaire*[32]. » Quand on lui demande de parler le français, il refuse en disant : « *Ma prothèse ne parle pas français.* »
En 1930, Freud fait deux séjours à Berlin, où une première prothèse est posée par le Dr Hermann Schroeder, directeur du Dental Institute of the University of Berlin. Ses voyages dans la capitale épuisent le patient. Aussi, pendant un laps de temps très court, un dentiste de Vienne, le Dr Joseph Weinmann, entreprend de s'occuper de lui. Dans les deux cas, Freud souffre

[31] Cf. Kremer R., « Le martyre de Sigmund Freud (1920-1939) », in *http://www.md.ucl.ac.be*, sans date, pp. 1-3.
[32] Cf. Deranian M., *Miracle Man of the Western Front*, Chandler House Press, Worcester, 2007, pp. 165-170.

beaucoup et ne tolère pas les prothèses réalisées chez lui. En 1931, le Dr Brunswick, un proche collaborateur de Freud, sollicite, à l'insu du patient, le professeur Varaztad Kazanjian (1879-1974), éminent dentiste américano-arménien et pionnier de la chirurgie maxillo-faciale au XXe siècle, pour qu'il vienne à Vienne et conçoive les nouvelles prothèses du philosophe. De passage en Europe pour des congrès à Londres et à Paris, en 1931, Kazanjian refuse au début. Brunswick demande alors à la princesse Marie de Grèce d'intervenir, ce qu'elle fait. Kazanjian finit par accepter et fait un détour par Vienne, le 31 juillet et le 1er août. Au cabinet de Pichler, il reçoit ces deux jours, le philosophe. Le 3 août, dans son journal intime, Freud écrit : « *Et l'incroyable s'est produit ! En une journée et demie, le magicien a réalisé une prothèse qui est moitié moins envahissante et lourde que toutes les autres, avec laquelle je peux mâcher, parler et fumer comme avant*[33]. » Il a conçu lui-même, de ses propres mains, dans le laboratoire de Pichler, avec les fournitures que lui a fait parvenir la princesse Marie, en fait trois prothèses. Freud sait que Kazanjian peut difficilement faire plus pour lui[34]. Plus tard, Kazanjian dira, à un de ses confrères, que les chances de succès étaient bien minces. Kazanjian quitte Vienne, le 29 août. Le 30 août 1931, Freud écrit : « *Le magicien est parti hier. Je ne me sens pas aussi bien, mais je parle beaucoup mieux. Il me semble difficile de faire plus pour moi*[35]. » Kazanjian a demandé 5 000 $ pour son travail, qui lui ont été payés. Pendant tout son séjour, Kazanjian est resté uniquement dans le laboratoire de Pichler. Il n'a rien vu de Vienne. Il a travaillé nuit et jour, et le patient a consulté parfois pendant 3 à 4 heures dans une journée. Après ce court séjour de 20 jours, Kazanjian ne peut plus revenir à Vienne, car il doit se rendre auprès de sa famille. Les prothèses de Kazanjian servent pendant 3 ans au célèbre psychanalyste.

---

[33] Cf. Deranian M., *Miracle Man of the Western Front*, Chandler House Press, Worcester, 2007, pp. 165-170.

[34] Cf. Hardt N., « Sigmund Freud, his oral neoplastic disease and oral, maxillary, and facial surgery », in *AO Dialogue*, sans date, pp. 6-9.

[35] Cf. Deranian M., *Miracle Man of the Western Front*, Chandler House Press, Worcester, 2007, pp. 165-170.

Pichler a par ailleurs vu 143 fois Freud en consultation[36] entre 1923 et 1924, et 122 fois entre 1926 à 1928. Il l'aurait traité 16 fois en 1923, 74 fois en 1924 et 94 fois en 1932. En 1938, Pichler examine Freud une dernière fois avant son départ d'Autriche, car il craint les nazis[37]. Il l'examine aussi le 7 septembre 1938, à Londres, et constate une récidive de son carcinome[38]. Freud meurt en 1939, à 83 ans, d'un carcinome verruqueux d'Ackerman. Il aurait demandé, avec l'accord d'Anna Freud, sa fille, à son médecin personnel autrichien de 1928 à 1938, Max Schur, de lui injecter une dose - mortelle ? - de morphine. Max Schur (1897-1969), médecin versé également dans la psychanalyse, formé à Vienne et ami intime de son illustre patient, a fait le choix de le suivre en Angleterre, dans sa fuite du régime hitlérien. Sigmund Freud n'a jamais cessé de fumer, malgré sa maladie. Quant à Pichler et Kazanjian, ils sont restés amis par la suite et n'ont pas cessé de correspondre[39].

Le carcinome verruqueux d'Ackerman est une forme histologique rare de carcinome, actuellement reconnue comme une entité clinique et histopathologique indépendante. Il peut se développer au niveau de toutes les muqueuses des voies aérodigestives supérieures, la cavité buccale étant le site le plus fréquemment atteint, suivie de la muqueuse laryngée. Décrit pour la première fois en 1948, par Lauren V. Ackerman (1905-1993), médecin et pathologiste américain prestigieux qui a sublimé la chirurgie cancéreuse, il représente 1 à 3 % des carcinomes laryngés et 2 à 12 % des carcinomes buccaux. L'âge moyen au moment du diagnostic est de 69 ans. Il existe une corrélation indéniable entre l'usage du tabac et une mauvaise

[36] Cf. Hardt N., « Sigmund Freud, his oral neoplastic disease and oral, maxillary, and facial surgery », in *AO Dialogue*, sans date, pp. 6-9.

[37] Cf. Deranian M., *Miracle Man of the Western Front*, Chandler House Press, Worcester, 2007, pp. 165-170.

[38] Cf. Hardt N., « Sigmund Freud, his oral neoplastic disease and oral, maxillary, and facial surgery », in *AO Dialogue*, sans date, pp. 6-9.

[39] Cf. Deranian M., *Miracle Man of the Western Front*, Chandler House Press, Worcester, 2007, pp. 165-170.

hygiène bucco-dentaire. C'est une lésion leucoplasique, papillomateuse, exophytique et localement agressive[40].

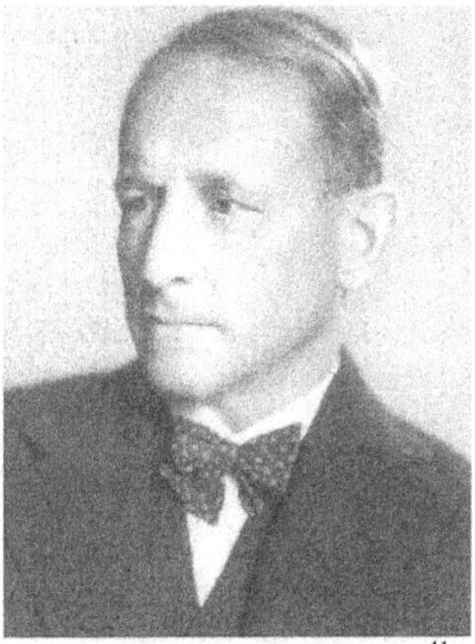

Pr Hans Pichler (1877-1949)[41].

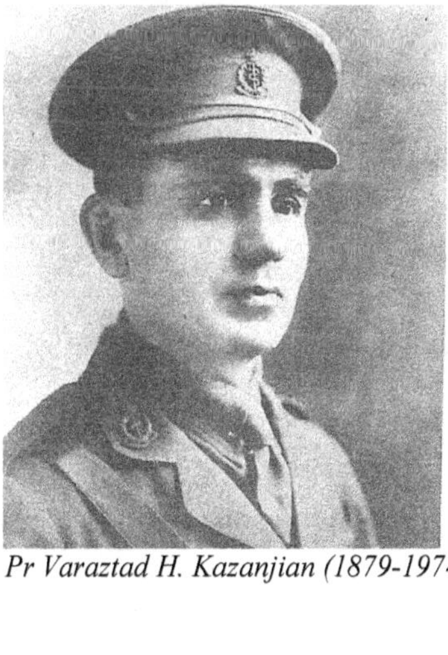

Pr Varaztad H. Kazanjian (1879-1974)[42].

[40] Cf. Montjean F. & al., « Le carcinome verruqueux oral », in *Rev. Med. Brux.*, 2004; 25 : 173-177.

[41] CF. Österreichische Nationalbibliothek, communication personnelle, Picture Archive, 203340-C, Vienne, Autriche, 2009.

[42] Cf. Francis A. Countway Library of Medicine, Harvard Medical Library, communication personnelle, Boston, USA, 2009.

Épilogue

« Pris de peur, Kovaliov se fit apporter de l'eau et se frotta les yeux avec une serviette : aucun doute, son nez avait disparu ! »
Nicolas Vassiliévitch Gogol, *Le Nez*, 1836.

Que serions-nous sans nez ? Qui serions-nous sans nez ? Des Kovaliov ? Sans nez, foin de Cyrano, foin de Cléopâtre. Nous savons maintenant tant de choses au sujet de ce nez. Mais, surtout sans nez, foin de Rhinogrades, ces mammifères étonnants décrits par Harald Stümpke auxquels nous faisions allusion au début de ce livre, ces « nasins » découverts dans l'archipel des Aïeaïeaies et dont le Pr Pierre Grassé nous fait la présentation, qui sera pour moi, au moment de vous quitter, une façon élégante de vous saluer, non pas sur un pied de nez, mais plutôt le nez dans les étoiles, sur un sourire, voire un éclat de rire. Je lui laisse la parole.

« *L'oeuvre scientifique d'Harald Stümpke est encore peu connue du public français. C'est infiniment regrettable [...]. L'éclatement de la souche originelle des Nasins rappelle celui des proboscidiens au cours de l'ère tertiaire, mais, chez ces derniers, la denture, la région frontale et la trompe ont fait les frais de la différenciation évolutive et la forme éléphantine graviportale a été uniformément réalisée chez tous. Chez les Nasins, l'évolution s'est montrée plus complexe, plus généreuse, car les formes les plus inattendues ont vu le jour au sein de ce phylum, donnant l'admirable image d'une macroévolution en « champ clos », analogue à celle des marsupiaux en Australie [...]. En vérité, les Nasins sont à placer parmi les reliques ou fossiles vivants ; pogonophores, neopilina, opisthobranches bivalves, coelacanthe dont la découverte est le plus beau titre de gloire de la zoologie contemporaine. Le livre d'Harald Stümpke n'apporte que des faits nouveaux, insoupçonnés. Il invite l'homme de la science à*

réfléchir sur les causes profondes qui ont diversifié les êtres vivants à la surface de notre planète, sur le moteur même de l'évolution. La patabiologie s'y montre dans toute sa splendeur. Mais, pour conclure, biologiste, mon bon ami, souviens-toi que les faits les mieux décrits ne sont pas toujours les plus vrais ».
Qu'ajouter à cela ? Sinon que toute science, même l'anatomie, doit être prudemment pratiquée et transmise, que tous les savoirs ne sont que des instantanés dans l'histoire comme la photographie ou les sondages d'opinion. Il ne nous est pas demandé de faire acte de foi vis-à-vis de la science, mais acte de jugement critique, de prudence, d'exigence et d'honnêteté. Jugement critique pour ne jamais faire de la science une idole, ni des scientifiques, les prêtres de cette idole. Eux doivent servir la science et non pas s'en servir. Bien des acquis semblant fermes et intangibles ont vu s'effriter leur base et retourner leur vérité. Bien des effets collatéraux d'une découverte se sont avérés plus délétères que le bienfait envisagé, et je ne parle pas ici des seuls médicaments.
Prudence pour ne jamais tomber dans le panneau du merveilleux, voire du miraculeux, du définitif, du sûr. Prudence de ne pas accorder à la science plus de pouvoir ou de devoirs qu'elle ne peut en supporter. Exigence pour pouvoir rappeler sans cesse aux hommes de sciences leurs propres exigences qui sont le sérieux, les comparaisons et les expérimentations, les études randomisées, les évaluations de risques. Et enfin, honnêteté pour savoir reconnaître humblement la possibilité d'erreurs ou de biais, et savoir que l'on ne doit jamais défendre la science contre l'homme, mais toujours l'inverse. Le but visé est l'homme, à la fois dans son humanité, c'est-à-dire dans son genre et dans sa personne, c'est-à-dire dans son être propre. Mais, j'arrête ici mon propos qui flirte avec la déontologie, branche médicale de la philosophie. La suite de cette discussion vous appartient. Si je l'ai suscitée, je n'aurai alors pas écrit ce livre pour rien.

Remerciements

Je tiens à dire merci au Dr Xavier Riaud qui a rendu ce livre possible, par tout son travail rigoureux de corrections et de mise en pages.
Je tiens aussi à dire merci à ma femme, à ma famille, à mes proches et à mes amis pour leur soutien au quotidien et leur affection indéfectible pour moi.

Table des matières

Santé et Médecine

aux éditions L'Harmattan

Dernières parutions

ALASTRIM
L'homme et la variole
Kernbaum Serge
Destiné à un grand public, cet ouvrage est fait de courts récits qui illustrent les divers aspects de la variole, ici appelée Alastrim, maladie responsable de la mort du plus grand nombre d'êtres humains dans l'histoire. Comme cette infection est pandémique, ces récits se déroulent dans divers pays et à diverses époques. Le virus responsable appelé Pox est décrit ainsi que deux virus apparentés, ceux responsables de la maladie de la vache et de celle du singe.
(Coll. Médecine à travers les siècles, 13.50 euros, 124 p.)
ISBN : 978-2-343-03726-4, ISBN EBOOK : 978-2-336-35242-8

SYNDROME (LE) D'ANGELMAN
Regard sur une maladie neurogénétique rare
Chateau Anne
Le syndrome d'Angelman est une maladie neurogénétique rare dont la découverte est récente et reste peu connu y compris du monde médical et médicosocial. Elle se manifeste par un retard psychomoteur, un retard mental sévère, souvent accompagnés de crises d'épilepsie. Cet ouvrage s'adresse aux familles, aux spécialistes et soignants : il a pour objectif de faire connaître le syndrome mais il est aussi une invitation à partager avec de l'humour, mais des larmes et parfois des «coups de gueule» le quotidien des familles.
(Coll. Sciences et Société, 24.00 euros, 240 p., Illustré en noir et blanc)
ISBN : 978-2-343-00809-7, ISBN EBOOK : 978-2-296-53948-8

INVENTION (L') DE L'EXPLORATION CARDIAQUE MODERNE
Par Louis Desliens, vétérinaire
Braganti Gérard
1916, mobilisé au front, Louis Desliens, jeune vétérinaire, a la géniale intuition d'un système d'exploration du cœur quasiment dépourvu d'agressivité qu'il qualifiera de «minuscule trouvaille». Il développe sa technique d'investigation d'une étonnante simplicité lui permettant d'importantes découvertes. Dans les années 80, le cardiologue André Cournand, prix Nobel de médecine, découvre l'ampleur de ces travaux et reconnaîtra le caractère précurseur de cet auteur resté en marge de l'histoire...
(Coll. Acteurs de la Science, 19.00 euros, 180 p.)
ISBN : 978-2-336-29364-6, ISBN EBOOK : 978-2-296-53714-9

MÉCÉNAT CHIRURGIE CARDIAQUE
Les familles d'accueil racontent...
Lamon-Mignot Catherine
Famille d'accueil pour Mécénat Chirurgie Cardiaque, une association humanitaire permettant d'opérer en France des enfants gravement malades du cœur et issus de pays défavorisés, l'auteur a voulu raconter toutes les péripéties rencontrées pour sauver ces bambins, ainsi que l'incroyable choc culturel qu'ils subissent en arrivant. Elle retrace non seulement sa propre expérience, mais aussi celle de cinq autres familles.
(18.00 euros, 184 p.)
ISBN : 978-2-343-00741-0, ISBN EBOOK : 978-2-296-53818-4

DES MANIFESTATIONS VISUELLES FANTASTIQUES
Müller Johannes - Traduit de l'allemand par Marc Géraud
Johannes Peter Müller (1801-1858) est un des premiers fondateurs de la physiologie allemande. Sa pensée était radicalement scientifique et objective, expérimentale. Pourtant il publie *Les Manifestations visuelles fantastiques* (1826) alors qu'il a publié un peu avant la *Physiologie comparative du sens visuel de l'homme et des animaux*. Les deux ouvrages diffèrent du tout au tout : l'ouvrage sur les manifestations fantastiques explore «l'inverse» de la vision physiologique.
(Coll. Psyché de par le monde, 13.50 euros, 120 p.)
ISBN : 978-2-343-00339-9, ISBN EBOOK : 978-2-296-53741-5

EFFETS (LES) PLACEBO
Des relations entre croyances et médecines
Autret Alain
Cet ouvrage présente les particularités cliniques et la mécanique cérébrale en jeu avec l'amélioration induite par la seule idée de bénéficier d'un traitement bénéfique communément appelé l'effet placebo. Il montre que le conditionnement créé par la répétition des traitements et la qualité du contact avec le thérapeute sont des facteurs psychologiques jouant un rôle considérable. À l'inverse, des croyances erronées créent et entretiennent certaines pathologies chroniques : l'effet nocebo.
(13.00 euros, 118 p.)
ISBN : 978-2-343-00222-4, ISBN EBOOK : 978-2-296-53701-9

AROMATHÉRAPIE (L')
Présentation de plus de 140 huiles essentielles
Sarrouy Yves
Aujourd'hui, l'aromathérapie prévient et accompagne la guérison de nombreux maux, à condition de savoir la mettre en pratique. Ce manuel permet de rendre l'aromathérapie accessible au plus grand nombre, en répertoriant plus de 140 huiles essentielles et leurs vertus, pour améliorer le bien-être au quotidien. Découvrez les bienfaits des huiles essentielles dans un guide complet, composé de 500 recettes prêtes à l'emploi pour soigner stress, fatigue, cellulite, problèmes de peau...
(16.50 euros, 170 p.)
ISBN : 978-2-336-00674-1, ISBN EBOOK : 978-2-296-53496-4

POUR UNE ÉTHIQUE RENOUVELÉE DE LA SANTÉ PUBLIQUE
L'accès aux soins en médecine générale
Rougeron Claude
De nombreux points ont fait régresser la France de la première à la huitième place du classement de l'Organisation mondiale de la santé, notamment l'accès aux soins. Notre médecine de proximité, malmenée, déconsidérée, est laminée. Les patients recourent aux urgences, le plus coûteux qui soit pour notre société. Voici des propositions salvatrices, viables au plan technique et financier.
(Coll. L'Ethique en mouvement, 23.00 euros, 224 p.)
ISBN : 978-2-336-30224-9, ISBN EBOOK : 978-2-296-53682-1

HISTOIRE INDÉPENDENTAIRE
Riaud Xavier
Préface de Mme Guylaine Masini
Voici rassemblées les contributions de l'auteur à la revue *Indépendantaire*, à raison d'un article par mois relatif à l'histoire de l'art dentaire. Les périodes et les personnages les plus variés sont abordés : de l'identification de la reine égyptienne Hatchepsout à celle d'Adolf Hitler, de l'histoire de sainte Apolline, sainte patronne des dentistes, à celle bucco-dentaire de Napoléon, de l'Antiquité à la Seconde Guerre mondiale... La chirurgie dentaire trouve ici un hommage sincère.
(Coll. Médecine à travers les siècles, 12.00 euros, 106 p.)
ISBN : 978-2-343-00724-3, ISBN EBOOK : 978-2-296-53547-3

PERCEPTION ET PRISE EN CHARGE DU PALUDISME EN MÉDECINE TRADITIONNELLE EN CÔTE D'IVOIRE
Kouakou Bah Jean-Pierre
Préface du Professeur N'guessan François Kouakou
Comment le paludisme est-il perçu et pris en charge dans les communautés rurales ivoiriennes ? Il sera question de la médecine culturelle baoulé-agba, des représentations religieuses et de leur transparence dans le traitement de la maladie ainsi que des perceptions sociales et du traitement du paludisme dans la culture médicale baoulé-agba.
(Coll. Enseignement et éducation en Afrique, 13.00 euros, 122 p.)
ISBN : 978-2-343-00815-8, ISBN EBOOK : 978-2-296-53659-3

RÔLE (LE) DES SOINS PALLIATIFS
Nouvelle édition
Geschwind Herbert
A la préoccupation de traiter la maladie, la médecine se soucie aujourd'hui d'apporter des soins aux mourants, à partir d'unités spécialisées en Soins Palliatifs. L'intérêt scientifique pour les moyens de guérir s'est déplacé vers la recherche des voies les moins traumatisantes du mourir. Parmi elle, l'euthanasie et l'assistance au suicide se sont révélées les plus sujettes à réflexions et débats. Ainsi se posent les questions de la «méthodologie» du mourir et celle de l'organisme ou de la personne chargée d'exécuter cette décision.
(Coll. Questions contemporaines, 26.00 euros, 262 p.)
ISBN : 978-2-343-00170-8, ISBN EBOOK : 978-2-296-53107-9

RISQUE (LE) BIOLOGIQUE
Une approche transdisciplinaire
Panoff Jean-Michel - Préface de Jean-Louis Le Moigne
Faut-il être biologiste ou biotechnologue pour avoir le privilège d'étudier le risque biologique ? Juristes, sociologues, théologiens, paysans, historiens, psychologues nous avertissent : la biologie, avant tout science des «yeux», glisse insidieusement vers une science des «mains», de l'étude de la vie vers la manipulation du vivant. Voici une construction d'une pensée complexe autour de la question du risque biologique, question qui nécessite urgemment d'être collectivement posée.
(Coll. Sociologies et Environnement, 38.50 euros, 388 p.)
ISBN : 978-2-296-99846-9, ISBN EBOOK : 978-2-296-53233-5

GYNÉCOLOGIE (LA) OBSTÉTRIQUE POUR LE GRAND PUBLIC
100 questions de femme
Badji Cheick Atab - Préface de Awa Niang Fall
Cet ouvrage apporte cent réponses à cent questions que les femmes se posent le plus souvent et qu'elles aimeraient poser à leur gynécologue sans en avoir toujours l'occasion ou le courage. Également destiné aux hommes, il leur permet de ne plus être exclus de l'intimité des femmes et de jouer pleinement leur partition dans cette grande aventure qu'est le couple...
(Coll. Harmattan Sénégal, 17.00 euros, 178 p.)
ISBN : 978-2-296-54900-5, ISBN EBOOK : 978-2-296-53228-1

GREFFES (LES) D'ORGANES : UNE NOUVELLE FABRIQUE DU CORPS
Kreis Henri - Préface du Pr Jean-Michel Dubernard
L'histoire de la fabrique du corps n'a été entreprise que dans le but de guérir ce qui ne pouvait l'être par la médecine alors disponible. L'idée était simple mais n'a pu s'accomplir, jusqu'à ce jour, que par une transgression des mécanismes vitaux de l'être humain et qu'en ravivant ses angoisses eschatologiques. Sa réalisation a mis en question l'altruisme, le rôle du politique et de l'administration, les luttes de pouvoir, la collusion avec l'industrie pharmaceutique, l'éthique médicale...
(Coll. L'Éthique en mouvement, 25.50 euros, 260 p.)
ISBN : 978-2-343-00027-5, ISBN EBOOK : 978-2-296-53102-4

IMAGERIE (L') MÉDICALE
La fabrique d'un nouveau malade imaginaire
Briois Vilmont Laurence
La découverte des rayons X par le physicien Roentgen (1895) génère un bouleversement dans le monde médical : sans effraction cutanée, les intérieurs du corps humain vivant sont rendus visibles. Les techniques d'exploration prennent un essor considérable, devenant un outil diagnostique indispensable mais d'un usage dont la banalisation risque d'en négliger la réflexion. Le corps devenu mathématisable à la culture numérique appliquée aux images ne doit pas nous faire oublier la dimension humaine.
(Coll. Sciences et Société, 17.00 euros, 172 p.)
ISBN : 978-2-336-29284-7, ISBN EBOOK : 978-2-296-53222-9

L'HARMATTAN ITALIA
Via Degli Artisti 15; 10124 Torino

L'HARMATTAN HONGRIE
Könyvesbolt ; Kossuth L. u. 14-16
1053 Budapest

L'HARMATTAN KINSHASA
185, avenue Nyangwe
Commune de Lingwala
Kinshasa, R.D. Congo
(00243) 998697603 ou (00243) 999229662

L'HARMATTAN CONGO
67, av. E. P. Lumumba
Bât. – Congo Pharmacie (Bib. Nat.)
BP2874 Brazzaville
harmattan.congo@yahoo.fr

L'HARMATTAN GUINÉE
Almamya Rue KA 028, en face du restaurant Le Cèdre
OKB agency BP 3470 Conakry
(00224) 60 20 85 08
harmattanguinee@yahoo.fr

L'HARMATTAN CAMEROUN
BP 11486
Face à la SNI, immeuble Don Bosco
Yaoundé
(00237) 99 76 61 66
harmattancam@yahoo.fr

L'HARMATTAN CÔTE D'IVOIRE
Résidence Karl / cité des arts
Abidjan-Cocody 03 BP 1588 Abidjan 03
(00225) 05 77 87 31
etien_nda@yahoo.fr

L'HARMATTAN MAURITANIE
Espace El Kettab du livre francophone
N° 472 avenue du Palais des Congrès
BP 316 Nouakchott
(00222) 63 25 980

L'HARMATTAN SÉNÉGAL
10 VDN en face Mermoz, après le pont de Fann
BP 45034 Dakar Fann
33 825 98 58 / 33 860 9858
senharmattan@gmail.com / senlibraire@gmail.com
www.harmattansenegal.com

L'HARMATTAN BÉNIN
ISOR-BENIN
01 BP 359 COTONOU-RP
Quartier Gbèdjromèdé,
Rue Agbélenco, Lot 1247 I
Tél : 00 229 21 32 53 79
christian_dablaka123@yahoo.fr

604544 - Avril 2015
Achevé d'imprimer par

1livre.com
du rêve à la réalité !

www.ingramcontent.com/pod-product-compliance
Lightning Source LLC
LaVergne TN
LVHW021230061026
849535LV00008B/2997